儿童近视防控
——从入门到精通

梅　颖　唐志萍　著

U0212284

人民卫生出版社

图书在版编目（CIP）数据

儿童近视防控：从入门到精通 / 梅颖，唐志萍著
. —北京：人民卫生出版社，2020
ISBN 978-7-117-29777-6

Ⅰ．①儿…　Ⅱ．①梅…②唐…　Ⅲ．①儿童－近视－
预防（卫生）　Ⅳ．①R778.101

中国版本图书馆 CIP 数据核字（2020）第 014808 号

| 人卫智网 | www.ipmph.com | 医学教育、学术、考试、健康，购书智慧智能综合服务平台 |
| 人卫官网 | www.pmph.com | 人卫官方资讯发布平台 |

儿童近视防控——从入门到精通

著　　者：梅　颖　唐志萍
出版发行：人民卫生出版社（中继线 010-59780011）
地　　址：北京市朝阳区潘家园南里 19 号
邮　　编：100021
E - mail：pmph @ pmph.com
购书热线：010-59787592　010-59787584　010-65264830
印　　刷：北京盛通印刷股份有限公司
经　　销：新华书店
开　　本：710×1000　1/16　印张：7
字　　数：115 千字
版　　次：2020 年 2 月第 1 版　2024 年 2 月第 1 版第 8 次印刷
标准书号：ISBN 978-7-117-29777-6
定　　价：39.00 元
打击盗版举报电话：010-59787491　E-mail：WQ @ pmph.com
质量问题联系电话：010-59787234　E-mail：zhiliang @ pmph.com

作者简介

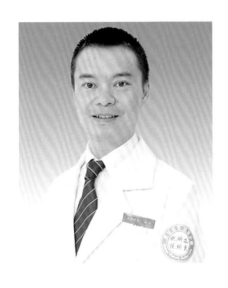

梅颖，上海新虹桥国际医学园区美视美景眼科中心业务院长，副主任医师。上海眼视光学研究中心学术委员，上海青少年近视眼防控专家联盟成员，中国标准化技术委员会眼镜验配服务分技术委员会委员，上海市社会医疗机构协会健康教育促进分会常务委员，中山大学中山眼科中心技术培训中心客座讲师，中国卫生信息与健康医疗大数据学会委员，中国医师协会眼科医师分会青年后备人才，中国妇幼保健协会儿童眼保健分会委员，中国医学装备协会眼科专业委员，《中国眼镜科技杂志》专栏作者。国际角膜塑形学会资深会员（FIAO）、国际角膜塑形学会亚洲分会资深会员（SIAOA）、美国视觉训练和发展学会（COVD）会员。

著有《硬性角膜接触镜验配案例图解》《硬性角膜接触镜验配跟我学》《视光医生门诊笔记》《硬性角膜接触镜验配跟我学》（第2版）、《眼视光门诊视光师手册》《视光医生门诊笔记 第2辑》。担任验光与配镜专业中职教材《接触镜验配技术》副主编，参与《斜弱视和双眼视处理技术》的编写，参译《近视手册》（*Myopia Manual Edition 2017*）。

眼视光英才计划"明日之星"第一期成员。

作者简介

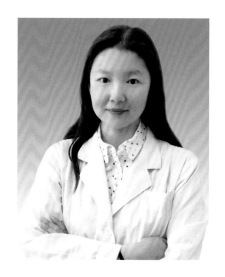

唐志萍，昆明医科大学第一附属医院副主任医师，眼科学博士、云南省女医师协会眼科专业分会委员，上海市社会医疗机构眼科专委会委员。1999年毕业于北京医科大学，主要从事眼科临床工作，并对视网膜、视神经的损伤及保护进行了大量的研究工作。出版人民卫生出版社专著6本，翻译著作2本。主持云南省科技厅自然科学基金面上项目、昆明医科大学创新基金项目，并参与多项国家自然基金的研究工作。2015年与团队共同荣获云南省科技厅科技奖一等奖、2016年与团队共同荣获云南省科技进步奖一等奖。

序

一

梅颖医生又出版一本新书了，他邀请我给本书作序时，我非常惊讶：怎么写书的速度如此快，效率如此高？而且他写的书都很贴合临床需要，接地气，很受读者欢迎。我本知他天资聪颖，更可贵的是他非常勤奋努力，不断挑战自己，走自己的路。我特别记得他在今年 Vision China 会议闭幕式的演讲《我的以后 20 年》中提到的"新木桶理论"：不断发挥自己的长处，不去补自己的短板，把自己的优势一点点逐渐放大，发挥到极致……我想他做到了他所信奉的理念。他说，他随时都在思考怎么把眼视光学的经验点滴写成文，高铁、飞机上都可以是他的书房；有时夜里睡不着也在思考，有一个想法时会及时用手机记录……他真的是大爱眼视光。他更像是眼视光学的"大侠"，不遗余力、毫无保留地把自己的"武功心法""秘籍"推广到"江湖"。希望有更多的医生加入他的"侠义之道"，造福更多的从业者，造福更多的近视儿童，愿再多一些"大侠"！

二

人人都明白，超厚的眼镜遮蔽的不仅是眼睛，更是儿童和青少年成长的世界。五十年前高度近视患病率不到 3%，当前已增加到 10% 左右，未来，我国国民中，高度近视者可能超过三分之一。不是近视无缘无故就加深得快，而是眼睛近用负荷的强度、频度和远离自然户外活动的生活方式，使近视只增不减。

高度近视，通常指 600 度以上的近视。那么 1 200 度以上称为"超高度近视"吗？1 800 度以上呢？我也诊疗过 3 600 度的近视，甚至更高度数的近视，一些特殊眼疾，如马方综合征患者，不仅近视度数高，由于晶状体脱位，散光度数也高得匪夷所思，又比如圆锥角膜，连电脑验光仪也读不出数据，若以角膜 K 值估算，都超过 6 000 度了。

近视以度数分类最为简单，有助于配镜精准或手术诊疗方案的选择，对于视光医生，要关注近视的进一步变化。患者看到并担忧的是度数高低，医生看到并思考的是度数表象之下有无病变：有些近视度数高且伴眼底异常，则属于病理性近视，有些高度近视患者合并青光眼，有些早早发生核性白内障，视网膜脱离发生风险也成倍增加，如视网膜变性、视网膜裂孔、黄斑劈裂、黄斑出血……

近视度数越高越需要重视，早防早避，控制住近视进展，长期随访以监控并减少并发症。随访可及时发现异常，比如高度近视的视网膜周边的裂孔，有一些可用激光"焊"封，把视网膜脱离的风险扼住。有一些近视者检查眼压，不测不知道，一测才知是隐匿的高眼压，既近视防治又青光眼监控，可有效降低对视力的损害。对高度近视儿童和青少年而言，长期的随访不是一两个月，也不是一两年，对家长对孩子都是考验，也不仅仅需要耐心和耐力。

三

梅颖医生写的一系列眼视光学专业书，已经构成了眼视光学的知识矩阵，有条理、有系统、有逻辑。他把各种接触镜验配技能、眼视光学操作技能和临床经验技巧有机地串起来，并聚焦于近视防控，形成了一套完整的眼视光学临床知识体系，而且还在不断扩充中。

本书从近视的现状介绍开篇，引经据典详细解读儿童近视预防和近视控制的策略和方法，贴合中国儿童近视防控的国家战略。文中所述观点均有医学文献研究证据支持，行文通俗易懂，不仅适合基层一线视光工作者和初级眼保健人员阅读，也适合家长阅读。

我由衷祝福他和他的事业，推荐他和他的书，共启视光新程！

复旦大学附属眼耳鼻喉科医院　周行涛

2019 年 12 月

前　　言

　　世界卫生组织（WHO）报告显示，2017年我国近视人数多达6亿，小学生近视患病率接近40%，高中生和大学生超过70%，青少年总体近视患病率居世界前列，已然成为"国病"。我国高度重视儿童近视问题，为贯彻落实关于学生近视问题的重要批示精神，切实加强新时代儿童青少年近视防控工作，2018年8月30日教育部会同国家卫生健康委员会等八部门制定《综合防控儿童青少年近视实施方案》后，全国上下掀起了一股近视防控大潮。

　　为配合国家儿童近视防控策略，让眼视光学从业者、学校医务室老师、家长和孩子们更容易理解、接受青少年儿童近视防控的方法，让眼科业内人士、教育部门人士更好地开展近视防控，我们查阅了一系列青少年儿童近视防控的政策、相关文件，并调研和整理了大量的临床研究数据，撰写了本书，以循证医学的原则、坚实的客观数据调研和分析精神向读者详细说明儿童近视预防、控制的重要性和具体的策略与方法。

　　本书适合在临床一线工作的视光师、儿童眼科医师阅读，同时也适合学校教师、学校医务室老师、眼镜行业从业人员、家长和近视的儿童及青少年阅读。

梅　颖　唐志萍

2019年12月

目　　录

第一章　全球和我国的儿童及青少年近视现状

第一节　近视的定义、分类、临床表现和诊断

一、近视的定义

人眼在调节放松状态下，平行光线经眼球屈光系统后聚焦在视网膜之前，称为近视（图 1-1-1）。

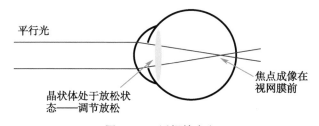

图 1-1-1　近视的定义

二、近视的分类

1. 根据屈光成分分类

屈光性近视：主要由于角膜或晶状体曲率过大或各屈光成分之间组合异常，屈光力超出正常范围，而眼轴长度基本在正常范围（图 1-1-2）。

轴性近视：由于眼轴延长，眼轴长度超出正常范围，角膜和晶状体等眼的其他屈光成分基本在正常范围（图 1-1-3）。

2. 根据病程进展和病理变化分类

单纯性近视：大部分患者的眼底无病理变化，进展缓慢，用适当的镜片即可将视力矫正至正常，其他视功能指标多属正常。

病理性近视：视功能明显受损，远视力矫正多不理想，近视力亦可异常，可发生程度不等的眼底病变，如近视弧形斑、豹纹状眼底、黄斑部出血

1

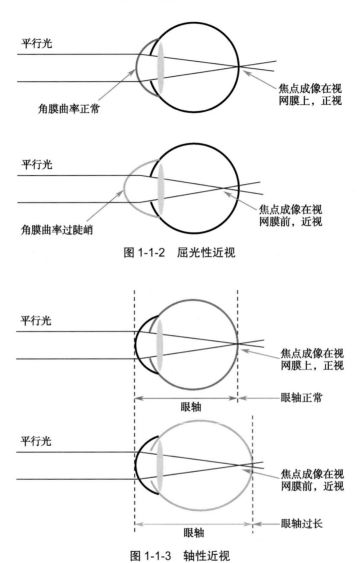

图 1-1-2　屈光性近视

图 1-1-3　轴性近视

或形成新生血管膜，可发生形状不规则的白色萎缩斑，或有色素沉着呈圆形黑色斑（Fuchs 斑）；视网膜周边部格子样变性、囊样变性；在年龄较轻时出现玻璃体液化、混浊和玻璃体后脱离等。与正常人相比，发生视网膜脱离、撕裂、裂孔、黄斑出血、新生血管和开角型青光眼的危险性要大得多。常由于眼球前后径变长，眼球较突出，眼球后极部扩张，形成后巩膜葡萄肿。伴有上述临床表现者为病理性近视。

3. 根据近视度数分类

我国根据近视度数分类为以下三类：

低度近视：−0.50～−3.00D。

中度近视：−3.25～−5.75D。

高度近视：≤−6.00D（即600度以上近视）。

三、临床表现与诊断要点

近视诊断需要综合考虑视觉症状、屈光度和屈光成分等，还要考虑到双眼视功能、近视性质、近视进展速度以及近视并发症等，具体如下：①远距离视物模糊，近距离视力好，初期常有远距离视力波动，注视远处物体时眯眼；②通过客观验光和主觉验光确定近视，并确定度数；③近视度数较高者，除远视力差外，常伴有夜间视力差、飞蚊症、漂浮物、闪光感等症状，并可发生程度不等的眼底改变。

四、近视筛查标准

近视筛查是指通过简单、快速的检查或其他措施，在儿童青少年人群中，发现可疑近视或近视儿童青少年。近视筛查的目的是早期发现可疑近视或近视儿童青少年，做到早诊断、早治疗。目前最常用的近视筛查方法是裸眼视力检查和非睫状肌麻痹屈光度检查，筛查标准是：裸眼视力<5.0且非睫状肌麻痹下电脑验光等效球镜度数<−0.50D。注意，对近视屈光度按代数值（而不是绝对值）描述。比如 −1.00D<−0.50D，−1.00D 就符合近视筛查标准；又比如 −0.25D>−0.50D，−0.25D 就不符合近视筛查标准；再比如 −0.50D 不符合<−0.50D 的标准（没有"="）。

第二节　全球近视现状

最新的调查研究显示，不仅仅中国，而是全世界的近视患病率都在不断攀升。比如 1972～2004 年间，美国的近视患病率从 25% 上升到 44%。不同地区和民族之间的近视患病率有较大差异。在亚洲的一些核心城市，近视患病率超过 80%，而在一些不发达地区，如尼泊尔的夏尔巴人的近视患病率则要低得多。东亚人群比同样年龄的白种人更容易近视；近视患病率在不同国家都在增长，在东亚国家更明显（表 1-2-1）。

表 1-2-1　预计不同地区 2000～2050 年的近视患病率的增长情况

地区	预计每 10 年的近视患病率 /%					
	2000 年	2010 年	2020 年	2030 年	2040 年	2050 年
安第斯山拉丁美洲	15.2	20.5	28.1	36.2	44.0	50.7
亚太高收入地区	46.1	48.8	53.4	58.0	62.5	66.4
澳大利亚	19.7	27.3	36.0	43.8	50.2	55.1
加勒比海地区	15.7	21.0	29.0	37.4	45.0	51.7
非洲中部	5.1	7.0	9.8	14.1	20.4	27.9
亚洲中部	11.2	17.0	24.3	32.9	41.1	47.4
欧洲中部	20.5	27.1	34.6	41.8	48.9	54.1
拉丁美洲中部	22.1	27.3	34.2	41.6	48.9	54.9
非洲东部	3.2	4.9	8.4	12.3	17.1	22.7
亚洲东部	38.8	47.0	51.6	56.9	61.4	65.3
欧洲东部	18.0	25.0	32.2	38.9	45.9	50.4
非洲北部和中东	14.6	23.3	30.5	38.8	46.3	52.2
北美洲高收入地区	28.3	34.5	42.1	48.5	54.0	58.4
大洋洲	5.0	6.7	9.1	12.5	17.4	23.8
南亚	14.4	20.2	28.6	38.0	46.2	53.0
东南亚	33.8	39.3	46.1	52.4	57.6	62.0
非洲南部	5.1	8.0	12.1	17.5	23.4	30.2
拉丁美洲南部	15.6	22.9	32.4	40.7	47.7	53.4
热带拉丁美洲	14.5	20.1	27.7	35.9	43.9	50.7
非洲西部	5.2	7.0	9.6	13.6	19.7	26.8
欧洲西部	21.9	28.5	36.7	44.5	51.0	56.2
全球	22.9	28.3	33.9	39.9	45.2	49.8

　　Donovan（2012）做了有关儿童近视进展的 meta 分析,这些研究报告了亚裔和欧洲裔城市儿童配戴框架眼镜的近视进展率。该分析使用了 20 项研究、14 项干预试验和 6 项纵向观察研究的数据来分析儿童近视进展的速度。结果显示近视进展速度随着年龄的增长而下降,进展量 $=-0.014×$ 年龄 $^2+0.39×$ 年龄 -3.16（亚洲儿童）。其中,亚洲儿童的近视进展速度从 7 岁时的 1.12D/ 年下降到 12 岁时的 0.50D/ 年（图 1-2-1）,而且女孩比男孩近视进展略快。多数情况下,近视在青少年晚期趋于稳定。大多数患者的近视进展会随着时间的推移而减缓,一般在 20 岁前趋于稳定。但也有一些人会在成年后近视继续进展。近距离工作较多及近视程度较高的人

更容易出现这种情况。所以对这些"高危"患者需要继续跟进评估其屈光状态。

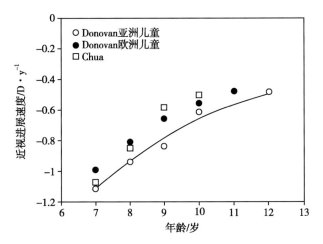

图 1-2-1　近视进展速度随着年龄的增长而下降

新加坡、韩国、中国台湾和中国内地等亚洲国家和地区的高压教育体系造成高强度近距阅读、使用电子设备和缺少户外活动的生活方式可能是造成东亚地区近视患病率飙升的原因。假设人们这种强近距离阅读、使用电子设备的生活方式随着人口的增长，不断扩大的城市化和发展进一步强化，预计到 2050 年，全球将有 50% 和 10% 的近视和高度近视患者，近视和高度近视的人口分别会达到 50 亿和 10 亿（图 1-2-2）。其中，近视患病率增加 2 倍，而高度近视患病率将会增加 5 倍。

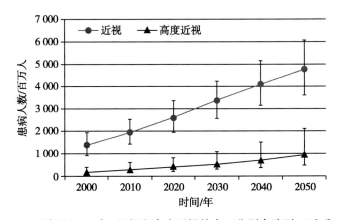

图 1-2-2　预计到 2050 年，近视和高度近视的人口分别会达到 50 亿和 10 亿

5

如图 1-2-3 所示：预计从 2000 年到 2050 年全球不同年龄近视人群的分布，可以看到在 2000 年时近视患者以 40 岁以下年龄的群体为主，这反映了 10～25 年前，这些当时还是儿童、青少年人群的生活方式发生了变化，导致今天这个群体近视患病率大幅增加。

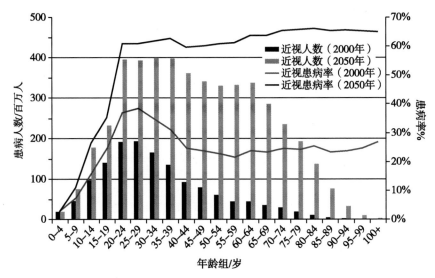

图 1-2-3 预计从 2000 年到 2050 年不同年龄近视人群的分布

目前全球约 1.63 亿人高度近视，占总人口的 2.7%，很多地区，尤其是亚洲国家，高度近视的患病率越来越高，亚裔的近视患病率也远远高于非亚裔人群。Wang 发现中国台湾的大学新生中高度近视的患病率从 1988 年的 26% 增加到 2005 年的 40%。Lin 发现 18 岁学生高度近视患病率 1983 年是 10.9% 而 2000 年时是 21%。

600 度以上的近视是高度近视。高度近视者发生眼部并发症如白内障、青光眼、视网膜脱离、近视性黄斑变性等的风险会大幅增加。所有这些并发症都会导致不可逆转的视力丧失，甚至致盲，而且近视程度越高风险越大。在德国，18 岁及以下人群中 11.5% 失明是因为近视；在欧美，近视性黄斑变性位居成人致盲眼病第 7 位，在中国台湾已成为主要原因；在丹麦，失明人群中有 5% 是因为近视而引起；在美国 2% 的人有病理性近视；在澳大利亚，52.4% 超过 −9.0D 的近视者有视网膜病变，在中国，89.6% 超过 −10.0D 的近视患者有视网膜病变。在日本，近视性黄斑变性造成 12.2% 的视力损害。

预计从 2000 年到 2050 年,因病理性近视导致的视力丧失或视力下降的人数会增加 7 倍之多,到时近视将成为全球永久失明的主要原因之一。而这还只是一个保守的估计,因为到 2050 年,这些近视的人群年龄也随之增加,所以其并发症发生率也会更高,并发症的影响也会比年轻时(2000 年)危害更严重。

所以现在我们就要预见到未来将会有大量的近视眼、高度近视眼患者的情况,这涉及相关的眼科保健服务,包括屈光不正的矫正,高度近视相关的眼部并发症的处理和治疗等。从现在起就开始进行干预和治疗,大幅降低近视发病率,充分延迟近视发生或减缓近视发展是非常有必要的。

第三节　我国的近视现状

我国幅员辽阔,各地流行病学调查的近视患病率不同,但总体表现为近视患病率逐年增加,并且明显低龄化的趋势,这不仅仅是"多戴一副眼镜"这么简单,近视的发生、发展与危害是不可逆的。

2016 年北京大学中国健康发展研究中心出版的《国民视觉健康报告》提出,我国有 4.5 亿的近视人口(图 1-3-1)。小学生近视眼患病率接近 40%,高中生和大学生超过 70%,青少年总体近视眼患病率居世界前列,而且其中有 3 000 万人口是高度近视。2019 年 4 月 29 日,国家卫生健康委员会例行发布的 2018 年中国儿童青少年总体近视率为 53.6%,其中六岁儿童为 14.5%,小学生为 36%,初中生为 71.6%,高中生为 81%。

这已经明显影响到了当代人口素质。在航空航天、精密制造、军事等领域,符合屈光条件和视力标准的劳动人口越来越少,对我国社会经济甚至国防安全都产生危害了。

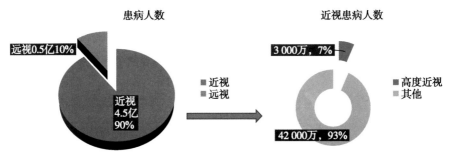

图 1-3-1　我国近视现状(数据参考《国民视觉健康报告》 北京大学中国健康发展研究中心)

近年来中国的高考竞争是非常激烈的，中国学生刚刚进入中学，就处于高考的准备阶段。这种情况导致了久坐不动的生活方式，大量的时间用于阅读，户外活动的时间非常少。此外，随着现代数码产品的发展，电脑、智能手机、平板电脑等要求近距离使用的电子设备的大量使用也可能是中国儿童近视高发的原因。

近视不仅影响生活和健康，还有很高的经济成本，我国各类视力缺陷导致的社会经济成本高达 5 600 亿元左右，占 GDP1.1%；如计算视觉健康对生命质量的损失，占 GDP 的比例 2.93%；预计到 2020 年近视患病率将到 51% 左右，患病人口将达 7 亿。

我国近视眼的高发态势已得到党和国家、社会各界的广泛关注。2006 年以来，教育部、国家卫生健康委员会等层面就先后制定了一系列近视眼控制指导性文件。2018 年 5 月，国务院副总理孙春兰主持召开国务院防治重大疾病工作部际联席会，提出青少年近视眼防治要建立干预体系，推进教医协同，突出学校主体责任，青少年近视眼防控工作得到了高度重视。8 月，习近平总书记就学生近视眼问题做出重要批示，指出要"共同呵护好孩子的眼睛，让他们拥有一个光明的未来"。之后各部委推出了一系列的近视调研、防控的相关文件，我们整理了一些重要的文件目录如下：

1. 2018 年 8 月，教育部、国家卫生健康委员会等八部委联合印发《综合防控儿童青少年近视实施方案》。

2. 2018 年 8 月，国家卫生健康委员会发布《近视防治指南》。

3. 2018 年 8 月，国家卫生健康委员会发布《关于"防控近视"有关问题的回应》。

4. 2018 年 10 月，国家卫生健康委办公厅、教育部办公厅、财政部办公厅发布《关于开展 2018 年儿童青少年近视调查工作的通知》。

5. 2019 年 4 月，国家卫生健康委、中央网信办、教育部、市场监管总局、国家中医药局、国家药品监督管理局等 6 部门联合印发了《关于进一步规范儿童青少年近视矫正工作切实加强监管的通知》。

6. 2019 年 4 月，国家卫生健康委员会例行发布《2018 年全国儿童青少年近视调查结果》显示中国儿童青少年总体近视率为 53.6%。

7. 2019 年 4 月，国家卫生健康委员会发布了 4 种版本的《儿童青少年近视防控健康教育核心信息》（公众版、儿童青少年版、教师和家长版、医疗卫生人员版）。

8. 2019 年 4 月,国家卫生健康委员会宣传司发布《胡爱莲:近视是不能治愈的,只能科学方法矫正》。

9. 2019 年 10 月 14 日,国家卫生健康委办公厅印发了《儿童青少年近视防控适宜技术指南》。

其中《综合防控儿童青少年近视实施方案》中特别提出了我国近视防控的具体目标:到 2023 年,力争实现全国儿童青少年总体近视率在 2018 年的基础上每年降低 0.5 个百分点以上,近视高发省份每年降低 1 个百分点以上。到 2030 年,实现全国儿童青少年新发生近视率明显下降,儿童青少年视力健康整体水平显著提升,6 岁儿童近视率控制在 3% 左右,小学生近视率下降到 38% 以下,初中生近视率下降到 60% 以下,高中阶段学生近视率下降到 70% 以下。

上述文件都可以在国家卫生健康委的官方网站上(http://www.nhc.gov.cn/)查找和下载到。

近视眼防控上升为我国的国家战略。

第二章 儿童青少年近视防控的重要性

⬜ 第一节 近视带来的生活不便

近视度数越高，看远处越模糊，需要把物体凑近才能看清楚，所以近视患者需要戴框架眼镜或隐形眼镜矫正视力，这些光学矫正工具本身就会给日常生活带来不便，比如镜片起雾、不美观等。此外，配戴眼镜后还会给视觉质量带来影响，其中框架镜对视觉质量的影响比较大。如果只是中低度近视，可能只是带来生活上的不便，但高度近视还会带来很多眼健康的问题。

我们都知道，近视镜片是负镜（凹透镜），是对光线起到发散作用的，如果通过配戴框架眼镜来矫正近视，通过镜片看到的物体会缩小，而且近视越高，缩小的程度越大。如果两只眼睛的近视程度不同，戴框架眼镜时，双眼成像缩小的程度也不同，那就会"一眼看人大，一眼看人小"。比如有人右眼戴 $-9.00D$（900 度近视镜），左眼戴 $-3.00D$（300 度近视镜）时，双眼看到的影像都会缩小，但缩小的程度不同，右眼 900 度近视眼看到的图像会缩得更小（图 2-1-1）。这时双眼传递到大脑的图像因为不等大，而导致大脑无法融像，就是无法把双眼看到了两个图像融合为一个图像，就会出现戴镜不适。

散光是指不同方向上的近视程度不一样，比如水平方向上是 $-1.00D$（100 度近视），垂直方向上是 $-3.00D$（300 度近视），二者的近视度数相差了 $2.00D$（200 度），那就是 200 度散光。这就意味着，戴散光的眼镜时，不同方向物像的缩小程度不同，视物就会发生变形。比如近视散光在水平方向上时（顺规散光），通过散光镜片看到的人是"矮胖型"的（图 2-1-2）；而近视散光在垂直方向上时（逆规散光），通过散光镜片看到的人是"瘦高型"的（图 2-1-3）。高度散光者，戴散光框架眼镜会造成视物扭曲，进一步增加了大脑融像的难度，更加容易出现戴镜不适。

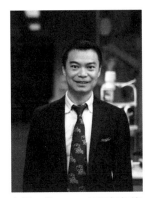

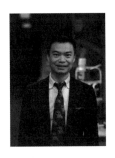

左眼：戴−3.00D近视框架镜 　　　右眼：戴−9.00D近视框架镜，
　　　　　　　　　　　　　　　　　　看到的影像明显缩小，更暗

图 2-1-1　屈光参差者戴框架镜看到的影像

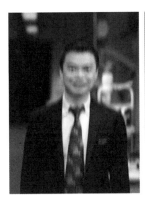

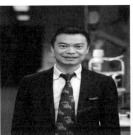

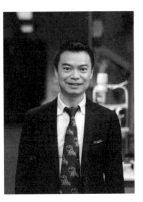

−3.00DC×180散光眼影像　戴−3.00DC×180散光框架镜　　　真实影像
　　　　　　　　　　　　矫正后看到的影像，"矮胖型"

图 2-1-2　顺规散光患者戴框架镜看到的人是"矮胖型"的

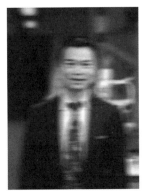

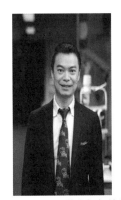

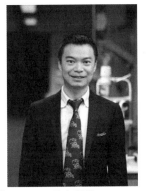

−3.00DC×90散光眼影像　戴−3.00DC×90散光框架镜矫　　真实影像
　　　　　　　　　　　正后看到的影像，"瘦高型"

图 2-1-3　逆规散光患者戴框架镜看到的人是"瘦高型"的

第二节　高度近视的风险和并发症

一、高度近视的定义

我国对高度近视的定义是屈光度≤-6.00D（这是指代数值，所以用的是"≤"）。比如700度近视就是高度近视，因为-7.00D<-6.00D。目前我国高度近视的患病率为3%～10%。患者人数大概有3 000万～5 000万，这相当于一个欧洲中等发达国家的总人口了。

2016年世界卫生组织（WHO）日内瓦会议上对高度近视的最新定义是"屈光度≤-5.00D"，即500度（含）以上的近视就可称为高度近视。高度近视的诊断门槛被降低，说明高度近视的并发症被进一步重视。我国未来可能也会修正对高度近视的定义与国际接轨（下降到≤-5.00D为高度近视），以加强对患者的监控和重视。

二、高度近视的风险和并发症

高度近视者如果还同时伴有黄斑、视神经和周边视网膜的退行性病变的就称为病理性近视，而后者发生诸如视网膜脱离、脉络膜新生血管（CNV）、黄斑变性、黄斑劈裂、青光眼等不可逆的致盲性并发症的风险会大幅提高。

如图2-2-1所示，反映的是近视程度与黄斑病变、视网膜脱离发生的风险。当近视超过-5.00D（500度）（或眼轴超过26mm）以后，黄斑病变和视网膜脱离发生的风险呈指数级增加。

研究认为，近视100度就开始有发生眼底并发症的风险，近视度数越高，风险呈指数性快速增加。比如300度的近视发生黄斑病变的风险比100度近视者高4倍，发生视网膜脱离的风险比100度近视者高3倍。

目前的研究，亚洲近视患病率为80%，高度近视患病率为6.7%～21.6%，病理性近视患病率为0.9%～3.1%。病理性近视无法恢复，其造成的视力损害也是不可逆的，所以只能加强儿童近视防控以避免发展为高度近视甚至病理性近视。

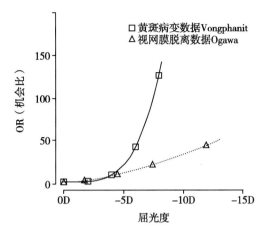

图 2-2-1　近视程度与黄斑病变、视网膜脱离的风险

　　高度近视的并发症主要是眼底病变,如:视网膜脱离、视网膜脉络膜萎缩、黄斑出血、黄斑裂孔等,这些病变会严重影响视力和视觉质量。最近的一个调查研究中,小于 4.74D 近视患者视网膜脱离的发生率为 0.015%,大于 5D 近视患者视网膜脱离的发生率为 0.07%,大于 6D 近视患者视网膜脱离的发生率快速提高到 3.2%。就是说如果你是 600 度以上的高度近视,那就有 3.2% 的可能性会发生视网膜脱离,而且度数越高风险越大。近年来高度近视已成为我国盲和低视力的主要原因之一。所以,单纯近视并不可怕,可怕的是高度近视及病理性近视带来的一系列并发症。

　　以高度近视的常见并发症黄斑病变为例,Brien Holden 视觉研究所预测,随着全球近视患病率的高速增长,预计 2000～2050 年间每 10 年近视性黄斑病变(myopic macular degeneration,MMD)的致盲和视觉损伤率以及人数都会大幅增加(图 2-2-2)。这些在 2000 年还年轻的近视患者,随着近视的发展 50 年后(2050 年)当他们老去时,近视性黄斑病变的患病率会出现指数级的攀升情况(图 2-2-3)。2000 年,近视性黄斑病变导致视觉损伤估计影响 420 万人,约占世界人口的 0.07%;而到 2050 年将会影响到 5 570 万人,即占世界人口的 0.57%。2000 年估计近视性黄斑病变致盲的有 130 万人,即占世界人口的 0.02%,而到 2050 年会增加到 1 850 万,即占世界人口的 0.19%。

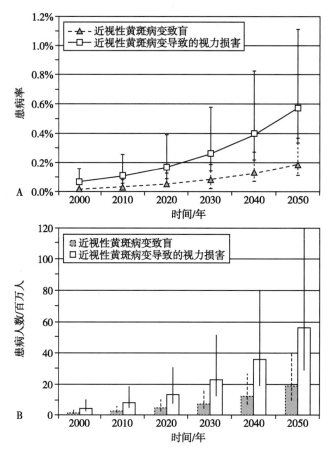

图 2-2-2　预计 2000～2050 年间每 10 年近视性黄斑病变的致盲和视觉损伤率和人数

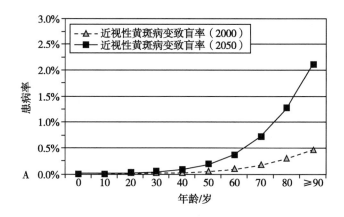

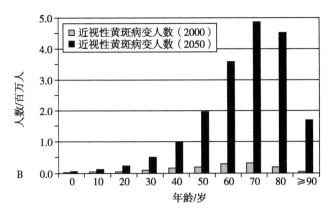

图 2-2-3　预计 2000 与 2050 年近视性黄斑病变患病率和人数的年龄分布

◔ 第三节　近视可控不可治

一、近视不能被治愈，但可以控制儿童近视进展速度

目前市场上的确还有一些机构宣称可以"降低近视度数、治愈近视"等，其实都是没有科学证据的。国家卫生健康委员会、中共中央网络安全和信息化委员会办公室、教育部、国家市场监督管理总局、国家中医药管理局、国家药品监督管理局 6 部门联合印发的《关于进一步规范儿童青少年近视矫正工作 切实加强监管的通知》中，特别明确强调"儿童青少年近视后，在目前医疗技术条件下，近视不能治愈"和"从事儿童青少年近视矫正的机构或个人必须严格依法执业、依法经营，不得在开展近视矫正对外宣传中使用'康复''恢复''降低度数''近视治愈''近视克星'等表述误导近视儿童青少年和家长。不得违反中医药法规定冒用中医药名义或者假借中医药理论、技术欺骗消费者，谋取不正当利益"。

但还是有很多人认为，现在不是可以做近视手术吗，那就可以治愈近视了吗？这个理解也是错误的，屈光手术是对近视做"矫正"而不是"治愈"，矫正就如同戴眼镜一样不能改变近视眼的本质，不会减少近视眼风险。所以近视眼的屈光手术和戴眼镜一样也是一种矫正形式。比如做角膜屈光手术就是把角膜切削为隐形眼镜的形状，相当于随时戴着用自己的角膜做的隐形眼镜。还可以把框架眼镜缩小，放到眼睛里去，那就相当于随时戴着眼镜，就是 ICL 植入手术。角膜塑形就是通过配戴角膜塑形镜，把角膜变成隐形眼镜的形状，也相当于随时戴着用自己角膜做的隐形眼镜，所以视力提高了。这些方法本质上都是矫正，而不是治愈近视。近视一旦发生就永远都存在，无法被治愈。

因此即使做了屈光手术以后，眼球的屈光度变化了，但是眼底的改变始终存在，还是一个近视眼的眼底状态，还是会有相关的并发症出现，造成视力损害。这提示做过屈光手术的近视患者（尤其是高度近视患者）虽然不需要戴眼镜了，但是仍要定期检查，避免剧烈活动和外来的碰撞，早发现、早诊断、早治疗相关并发症。医生也要高度关注这些已经进行过屈光手术矫正的高度近视患者，加强教育和定期复诊。

二、解密常见的"近视治疗"骗局

1. 使用非标准的视力表检查视力

国家卫建委发布的《关于开展 2018 年儿童青少年近视调查工作的通知》的附件《儿童青少年近视筛查规范》中明确指出，应使用符合国家标准（GB 11533 标准对数视力表）的规定，即使用设计检查距离为 5m 标准对数视力表查视力。如果使用非标准的视力表，比如同样是E视标的视力表，使用图 2-3-1 中右侧的E视标（其中间一画明显变短）就会比左侧的E视标（其中间一划与上下方的同等长度）容易辨认得多，这样就会使得视力被高估。

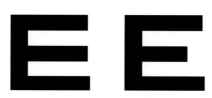

图 2-3-1　不同E视标的视力表

同时，GB 11533 标准中的对数视力表要求视力表的设计检查距离是 5m，如果采用了设计距离比 5m 小的视力表，查出的视力也会被高估，用这样的视力表验光也会出现近视低估的情况。具体原理可参考我们出版的《视光医生门诊笔记 第 2 辑》第一章第四节"近视者用'中距离视力表'检查会高估视力"。

所以如果在做"近视治疗"前后采用了不同的视力表，就会造成视力提高或近视减少的假象。比如，"近视治疗"前用中间一划与上下方等长的**E**视力表查视力是 0.6，"近视治疗"后用中间一划明显短的**E**视力表，视力提高到 0.8。或者"近视治疗"前用 5m 视力表查视力是 0.6，"近视治疗"后用 2.5m 视力表查视力，视力提高到 0.8。其实这些情况是因为使用了不同标准的视力表，而不是"近视治疗"的作用。

2. 未使用睫状肌麻痹验光作为近视进展的评估标准

儿童调节力强，充分睫状肌麻痹后的客观验光（电脑验光）结果作为近视进展的评估标准是国际惯例。未做睫状肌麻痹而使用主观验光时，可能会造成验光结果波动，比如"近视治疗"前调节未做控制，主观验光为 −5.00D；"近视治疗"后控制好调节后主观验光为 −3.00D，表面上看近视减少了 2D，但其实如果以睫状肌麻痹验光（客观验光）结果为标准的话，屈光度不会有太大变化。本书第三章第三节"建立屈光发育档案"中会做详细介绍。

3. 视力训练能短期提高裸眼视力但不能减少屈光度

目前有不少给儿童做视力训练的视力保健机构，这种视力（视知觉）训练能短期提高裸眼视力，但不能控制儿童近视进展。视知觉训练会提高模糊适应能力，裸眼视力可以维持甚至有所提升，但屈光度数却可能增加，直到增加的屈光度数无法被模糊适应代偿，裸眼视力就会急剧下降。具体原理可以参考我们出版的《视光医生门诊笔记 第 2 辑》第四章第八节"视（知）觉训练——我的理解"。

屈光度才是评价儿童近视进展的标准，而不是视力。

第四节　儿童青少年近视进展的高风险因素

研究发现儿童青少年近视进展的高风险因素是近视防控的要素，对于近视易感、高风险的对象要进一步加强监控和复诊，避免近视高风险行为模式和及时干预。

文献研究儿童青少年近视进展的高风险因素包括以下 6 点：

1. 初发近视的年龄小和／或初发近视度数就比较高，这是一个独立因素，而且是最重要的因素。

2. 近距内隐斜（Roberts and Banford，Goss）伴较大的调节滞后。

3. 颞侧近视弧斑和近视性黄斑改变（Jensen）。

4．近距离阅读工作量大。

5．较少的户外活动时间。

6．父母的近视程度高。有这种情况的父母更应该关注孩子的屈光发育或近视进展情况。

其中有关近距内隐斜是近视进展的高风险因素说明如下：

在非常多的文献研究中都提到近距内隐斜和／或高 AC/A 的患者更容易近视进展（图 2-4-1），解释为：内隐斜和／或高 AC/A 的患者看近时会尽可能少地调节，因为调节会带来双眼集合，这样很容易超出内隐斜患者的负融像性集合范围而难以融像造成复像。所以患者看近时调节减少，表现为比较大的调节滞后，像落在视网膜后形成远视性离焦（图 2-4-2）而造成近视进展快的结果。而且内隐斜越大和／或 AC/A 越高，这种效应越明显，近视进展越快。

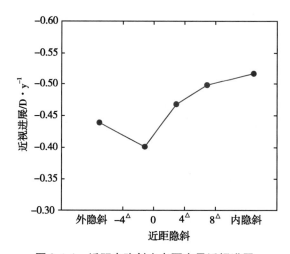

图 2-4-1　近距内隐斜患者更容易近视进展

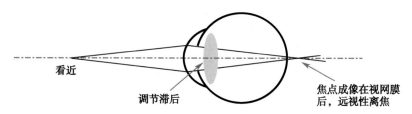

图 2-4-2　内隐斜和／或高 AC/A 的患者看近时形成调节滞后，远视性离焦

第五节 儿童青少年近视控制的意义和基本原则

一、儿童青少年近视控制的意义

临床研究发现，近视发生越早（初发近视的年龄越小），近视进展持续的时间也越久，近视进展的速度也越快，最终成年后近视度数也越高。发生近视以后亚洲儿童平均每年近视进展 1.00D（而白种人平均每年近视进展 0.50D），如果不做近视控制，以后很容易发展为高度近视。所以延缓近视初发年龄和近视进展速度，使得成年后近视能控制在 −5.00D 以内是避免高度近视并发症的有效方法。

假设一个孩子 8 周岁开始近视，按现有的文献研究结果，8～12 岁近视进展速度较快，每年近视增长 −1.00D（100 度近视），12～14 周岁后近视进展速度自然减慢为 −0.75D/ 年，16 周岁后近视进展速度自然减慢为 −0.50D/ 年。表 2-5-1 表达的是这个孩子按上述近视增长规律计算，不做近视控制干预、有 25% 的近视控制率干预、有 50% 的近视控制率干预和有 75% 的近视控制率干预后，到 16 岁时的近视情况。这个孩子在 16 岁时，无近视控制和有 75% 的近视控制率的差异达到 4.88D。可见近视控制越早越好，不同的近视控制率对最终的屈光度影响显著，近视控制是很有价值的。

表 2-5-1　有意义的近视控制

年龄 / 岁	无控制屈光度 / D	控制率 25% 屈光度 /D	控制率 50% 屈光度 /D	控制率 75% 屈光度 /D
8	−1.00	−1.00	−1.00	−1.00
10	−3.00	−2.50	−2.00	−1.50
12	−5.00	−4.00	−3.00	−2.00
14	−6.50	−5.13	−3.75	−2.37
16	−7.50	−5.88	−4.25	−2.62

二、儿童青少年近视防控的基本原则

对儿童青少年近视防控的基本原则是：未发生近视的要积极预防，尽

量避免近视发生或推迟近视的发生时间；对于已经发生近视的儿童青少年，应当通过科学宣教和规范的诊疗，采用个性化的矫正、干预等综合措施来延缓近视进展，避免发展为高度近视；而已经是高度近视的患者要密切复查，避免出现损坏眼健康的并发症。

第三章 近视预防的方法

第一节 足量的户外活动

一、基因不是造成近视的唯一原因

多年来，学术界一致认为近视在很大程度上是由基因决定的。20 世纪 60 年代就有研究表明 DNA 对近视易感性有很强的影响，现在科学家已发现人类基因组的 100 多个区域与近视相关。有研究认为基因对屈光发育有 71% 的影响。流行病学调查也发现父母都是近视的儿童近视患病率也更高，父母近视程度也与儿童近视进展相关。

但很显然，基因不是造成近视的唯一原因。1969 年对阿拉斯加北部的因纽特人研究发现，他们的生活方式正在发生变化。在与世隔绝的社区长大的成年人中，131 人中只有 2 人近视，但他们的子女和孙辈中有一半以上近视。基因变化的发生是非常慢的，无法解释这种快速变化，更无法解释世界各地的近视患病率飙升，所以目前研究认为环境因素的影响是导致近视代际差异的重要原因。

二、近距阅读是引起近视的环境因素之一

那具体是什么环境因素导致的近视呢？显然读书/阅读太多似乎是最可能的原因之一。最早在 400 多年前，当时德国天文学家兼光学科学家约翰内斯·开普勒（Johannes Kepler）就认为自己近视是因为做研究、阅读过多造成的。

随着信息化时代的到来，近年来全球的儿童都花更多的时间阅读、学习，或沉迷于电脑和智能手机屏幕。这种情况在东亚国家更明显，人们对教育的高度重视正促使儿童花更多的时间学习和阅读。经济合作与发展组织（Organisation for Economic Co-operation and Development）2014 年的一份报告显示，上海 15 岁的孩子平均每周花 14 个小时做作业，而英国和

美国则分别为 5 小时和 6 小时。

研究发现阅读和近视有强相关性，比如在 20 世纪 90 年代，科学家就发现在以色列，就读于一所需要大量学习宗教文本的学校的十几岁男孩的近视患病率要比读书时间较少的学生高得多。从生物学的角度来看，持续近距离工作时，眼球试图把近距离的图像直接聚焦在视网膜上而免于使用调节，就会使得眼轴增长而发生近视。

三、户外活动是预防近视的重要方法

在 21 世纪初，有学者发现特定近距离用眼行为，比如每周阅读几本书、花几个小时阅读或使用电脑等不一定是近视风险的主要诱因。

2007 年，俄亥俄州立大学视光学院的 Donald Mutti 教授团队在一项研究中跟踪了美国加州 500 多名 8 岁和 9 岁视力正常的儿童。研究小组调查了孩子们是如何度过他们的一天的，包括询问了关于运动和户外活动的问题。五年后，有 1/5 的孩子近视了，而与近视风险密切相关的唯一环境因素是户外活动的时间。

一年后，澳大利亚悉尼大学的 Rose 教授团队也得出了相同的结论。在对悉尼中小学 4000 多名学生进行了为期三年的研究后，他们发现，户外活动时间较少的孩子患近视的风险更大。研究小组还进一步剔除了其他的混杂因素。比如，孩子们在户外进行了更多的体育活动，是否是体育运动对近视有保护作用？然而结论是无论孩子们户外进行体育运动，或户外野餐，还是仅仅是在户外读书，结果都一样，只要在户外就能有效预防近视。而且，户外活动多的孩子也同样有很多时间是在学习、阅读和看屏幕，就是说足量的户外活动可以抵消因为近距离用眼（包括使用手机、IPAD、电脑等）带来的近视风险。如图 3-1-1 所示：横坐标是近距用眼强度，越往左用眼距离的强度就越高。另外一个横坐标是户外活动的时间，越往下户外活动的时间越多，越往上户外活动的时间就越少。可以看到左下角的柱状条是代表近距离用眼强度很高，但户外活动时间也很多的情况，但这个柱子并不高（近视风险不高），也就是说，足够的户外活动时间可以抵消由于近距离用眼所带来的近视风险。

2008 年另外一项对澳大利亚悉尼和新加坡儿童的调查发现，在悉尼 3% 的华人近视，而在新加坡 29% 的华人近视。同样是华人，他们的遗传背景、基因相同，为什么悉尼的华人近视患病率比新加坡的华人近视患病率低很多？原来在悉尼，儿童每周平均有 13.75 小时在户外，而在新加坡，

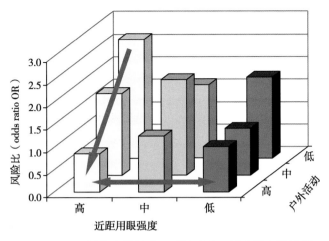

图 3-1-1 足量的户外活动可以抵消近距用眼带来的近视

每周只有 3.05 小时在户外。进一步的研究发现，每周 19 小时的户外暴露能抵消高强度的视近活动的不良影响；即使父母双方都近视，每周 10 小时户外暴露仍有保护作用，能预防近视发生。户外时间少、近距离工作时间长的孩子近视发生率是户外时间多、近距离工作时间短孩子的 2.3 倍。

看来生物进化给眼睛发育的环境设定，是在大自然中成长。而如果孩子大部分时间在学校学习，对眼睛来说可不是正常的成长环境。

四、高光照度近视保护作用的可能原因

大多数流行病学研究都是通过问卷调查来估计儿童户外活动时间的，但是加州大学伯克利分校 Christine Wildsoet 教授认为应该谨慎对待这些数据。在对可穿戴式光传感器进行的一项研究中，她发现人们的主观估计常常与实际的户外暴露不符。都柏林儿童大学医院（Children's University Hospital）近视专家 Ian Flitcroft 提出质疑，光线是否是户外活动的关键保护因素。他说，户外观看距离越远，近视的发展也会受到影响，所以光不是唯一的因素。然而，动物试验支持了光具有近视保护作用的观点。研究者给小鸡戴上能改变图像分辨率和对比度的护目镜，在只改变光照强度的受控条件下饲养，就有可能诱发近视。2009 年，德国图宾根大学眼科研究所的 Regan Ashby、Arne Ohlendorf 和 Frank Schaeffel 发现，与正常室内光照条件相比，与室外光照水平相当的高光照水平会使实验诱导小鸡近视的发生速度降低 60%。其他的研究也在树鼩和恒河猴身上发现了光的类似近

视保护作用。

那强光又是如何预防近视的呢？目前的主要假设是，光线刺激视网膜释放多巴胺，而多巴胺阻碍了眼轴增长。"光多巴胺"假说的证据还是来自于对小鸡的动物试验研究。2010年，Ashby和Schaeffel证明，在小鸡的眼睛里注射一种多巴胺抑制药物（spiperone）就可以消除这种强光的保护作用。

视网膜多巴胺通常是在白天分泌增加的，它告诉眼睛从基于视杆细胞的夜间视觉转换到基于视锥细胞的白天视觉。所以有学者推测，在昏暗的灯光下（室内灯光），这种多巴胺分泌节律会被打乱，从而影响眼轴的发育。

有研究发现儿童近视在冬天的增长速度比夏天更快，推测可能与冬天日照时间段，阳光照度低有关。

五、户外活动对近视保护，有效而且免费

按流行病学的研究，澳大利亚国立大学（Australian National University）的Ian Morgan教授估计，儿童每天需要在至少1万勒克斯（lx）的光照下度过约3小时才能有效预防近视。1万勒克斯的光线照度大概是晴朗天气戴着太阳镜或站在树荫下的水平。（阴天的光照度可能会不足1万勒克斯，而光线充足的室内办公室或教室通常不超过500勒克斯。）澳大利亚的孩子们每天花在户外的时间基本都会超过3个小时，所以只有约30%的17岁的孩子近视。而许多地方，包括美国、欧洲和东亚，孩子们经常每天只在户外一两个小时。

2009年，Ian Morgan教授开始研究增加户外活动时间是否有助于保护中国儿童的视力。他和来自中山眼科中心的团队开展了一项为期三年的研究，在广州随机挑选了六所学校，为一组六、七岁的孩子在放学后增加了40分钟的户外课程；六所学校的其他学生没有改变课程表作为对照组。结果三年后户外活动增加组近视累积发病率30.4%，而没有增加户外活动的学生（对照组）的累积发病率39.5%。另外一项在中国台湾对571名7～11岁学生的研究，要求课间休息都强迫到户外去（间歇到户外）（20分钟×4次/天）。观察一年，结果近视的累积发病率8.4%；而没有执行这个策略的儿童近视的累积发病率17.65%。这提示间歇在户外的近视保护作用比连续在户外的效果好。

由于很多学校都没有增加户外活动时间的灵活性，如何把户外活动对

近视的保护用于实践是一个值得探索的问题。Ian Morgan 教授正尝试研究在玻璃教室里教孩子们的教学方式，让更多的自然光进入教室。

　　新加坡国立眼科研究所的 Saw 的研究团队在一个为期 9 个月的项目中向家长宣传户外活动对于预防近视的重要性。他们提供计步器，为家庭组织户外周末活动，甚至还提供现金奖励，但到试验结束时，户外活动的时间与对照组相比并没有统计学上的差异，这说明家长没有严格执行足量户外活动时间的策略。所以学者认为最好是由学校强制规定额外的户外活动时间，才有可执行性。

　　户外活动除了有近视预防作用以外还有好处，比如户外活动增加身体活动，可以减少肥胖，改善情绪，而且是完全免费的。

　　一些可穿戴的设备采用光传感器和位置感受器允许更精确地记录配戴者的用眼行为模式特征，包括户外活动时间、阅读时的头位、阅读距离等参数，可以客观监测儿童的户外活动时间和用眼行为习惯，而且较传统的调查问卷准确很多。

六、户外活动有近视预防作用，而无控制近视进展的作用

　　目前的研究发现户外活动对未发生近视的儿童有效，如图 3-1-2 所示：随户外活动时间的增加，近视发生风险降低。然而对已经近视的孩子则作

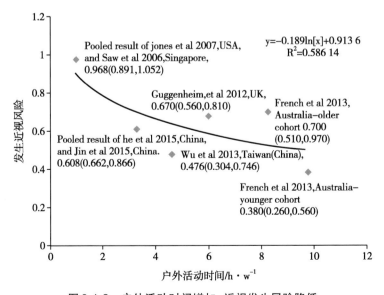

图 3-1-2　户外活动时间增加，近视发生风险降低

用非常有限,如图 3-1-3 所示,不同的研究都提示对于已经近视的儿童来说,增加户外活动时间并无近视控制效果。我们看到图 3-1-3 中的曲线几乎是平行的,也就是说,增加户外活动的时间并不能延缓近视进展。所以,户外活动有近视预防作用,而无近视控制作用。这看起来很奇怪,而且很难解释这个现象,但仍然提示我们一定要注意监测孩子的屈光发育情况,在近视发生前做充分的户外活动,最大限度地预防近视或推迟近视的发生。如果等到已经发生近视,则户外活动就无效了。

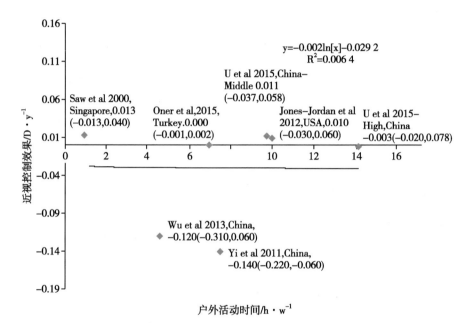

图 3-1-3　增加户外活动的时间并无近视控制效果

七、足够强的室内灯光可能也有近视预防作用

有的地方的确无法执行足量户外活动策略,比如日照时间太短,太阳光过强,或天气太过寒冷。动物研究表明,足够强的室内灯光可能有同样的近视预防作用。如用于治疗季节性情感障碍的灯箱可以提供多达 1 万勒克斯的照度。Hua(2015)的研究发现,将学校教室的光线照度水平从 100 勒克斯提高到 500 勒克斯,在接下来的一年里,近视的发生率降低了(4% 对 10%; P=0.029)。

另外，LED 光源可能不利于近视防控。Pan（2018）在中国进行的一项大规模横断面研究报告称，与白炽灯和荧光灯相比使用 LED 灯做作业的青少年（13～14 岁）近视程度更高。

八、小结

每天平均 2 小时的户外活动能有效预防近视，但不能控制近视进展。

第二节　良好的用眼习惯

近视是生物适应的结果。在狩猎采集时代，人们必须要站得高看得远，才能打到猎物，采到果子，避开猛兽，生存下来；所以眼睛是以看远为主的正视眼，而近视的个体很容易被淘汰掉。今天的信息化时代，需要通过学习、阅读获取更多的知识，而这些更多是通过近距离用眼做到的，眼睛也发育成为看近更省力的近视模式。近视眼看近不使用调节就能看清楚，也就是说，近视的人看近距离比正视者更省力，所以看近多就容易发展成近视眼。即使成人后，近距用眼压力仍然会继续促进近视进展。一项对平均年龄为 35 岁的大学毕业生的调查发现，日常有较多时间阅读或使用电脑、手机的人群中，有 18% 的人近视在 18 岁以后还会继续进展 10%。

现代人，尤其是学生，近距阅读的压力很大，看近的时间比看远处还多，可能每天有 10 小时以上在看近（读书、写字、手机），而看远仅两三个小时。既往已有大量的研究发现阅读和近视有强相关性。所以，怎样用合理的方法阅读 / 看近，采用良好的用眼行为模式，就是预防近视发生发展的好方法。

一、近视性离焦保护近视，远视性离焦促进近视

当眼球屈光系统成像焦点落在视网膜前时形成近视性离焦，落在视网膜后时形成远视性离焦（图 3-2-1）。

已经有大量的研究证实远视性离焦是对近视促进的（加快近视进展），我们要尽量避免远视性离焦，不论是中央还是周边的远视性离焦都应该避免。

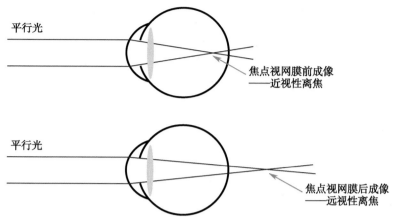

图 3-2-1 近视性离焦和远视性离焦

二、阅读距离越近,调节滞后越大,远视性离焦越多,越容易近视

人眼看近距离的物体时,晶状体产生调节。调节刺激是指放置在眼前某近距离的注视视标产生的对眼的调节需求,以该视标至眼镜平面的距离(m)的倒数来表达调节刺激的量。调节刺激是客观存在的,仅和物距相关。调节反应是个体应对某调节刺激所产生的实际调节量。实际上调节反应并不等于调节刺激,经典的调节刺激 - 调节反应曲线如图 3-2-2 所示,其中横坐标是调节刺激、纵坐标是调节反应,如果调节反应总是等于调节刺

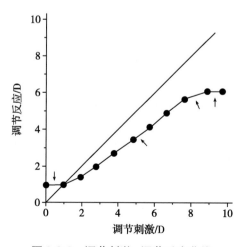

图 3-2-2 调节刺激 - 调节反应曲线

激,则该曲线是一条 45° 的直线。但实际上,在 1D 的调节刺激以下(即是 1/1=1 米距离以外)调节是超前的(因为基础调节张力的存在);而看近时,调节反应比调节刺激少,调节是滞后的,焦点落在视网膜后(图 3-2-3)。在 1 米以内,阅读距离越近,调节越滞后,远视性离焦越多,而过多的远视性离焦会促进近视进展,这也是为什么要避免过近的阅读距离的原因。

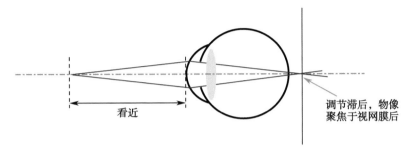

图 3-2-3 阅读 / 看近时调节反应是滞后的,焦点落在视网膜后

研究分析显示近距离工作越多,近视发生率越高。每周近距离工作每增加 1D- 小时(diopter-hour),近视的发病概率增加 2%。

三、间歇性地看远可以避免近视发生、减缓近视进展

动物试验和临床试验都证明,间歇性的近距离用眼能有效避免近视发生。比如在动物试验中给小鸡戴负镜形成远视性离焦诱导近视的过程中(相当于让小鸡连续看近),如果短期用给戴正镜的方式中断诱导过程(相当于让小鸡看远处),可以明显减少负镜诱导的近视(图 3-2-4)。

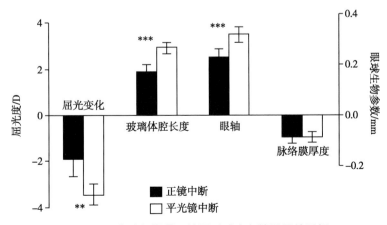

图 3-2-4 小鸡短期戴正镜可以减少负镜诱导的近视

这意味着即使需要大量的近距离工作（形成远视性离焦），只要间歇性地看远距离，也可以有效延缓近视化。就是说可以在不影响学习、工作的情况下而避免近视。所以，连续近距离阅读 30～40 分钟，休息远眺 10 分钟，就能有效避免近视发生，或减缓近视进展速度。

四、两个良好的用眼行为原则

所以，用眼模式的环境干预（通俗的说就是"注意用眼卫生"），有两个重要的原则：

原则一："一拳、一尺、一寸"。读书写字时，胸口距离桌子一拳；眼睛距离书本一尺（33cm）；握笔手指距离笔尖一寸距离。这是避免在过近的阅读距离下产生过多的调节滞后，过多的远视性离焦。

原则二：20-20-20 法则。每近距离阅读（写字、读书、用手机、电脑等）20 分钟，眺望 20 英尺（6m）以外 20 秒。这就类似图 3-2-4 中小鸡的试验，采用间歇性的近视性离焦（看远）减少近视。

做好这两点就能对预防近视、控制近视有积极的影响。

五、手机、平板电脑和电视对近视的影响

很多人也问，孩子玩手机、玩平板电脑、看电视会不会促进近视？

如果每天都长时间（比如说每天连续 10 小时以上）盯着手机、平板电脑、电脑等电子视频终端（比如软件工程师），这些电子设备发出的短波长电磁波（蓝光）可能会对视网膜造成一些损害，所以一些需要长期、长时间盯着电子屏幕的人可以在使用这些设备时配戴过滤有害光波的镜片。如果只是适中地使用电子产品（每天几个小时），对眼睛是没有伤害的。

孩子一般不会每天 10 小时以上对着手机的，所以，手机、平板电脑产生的不良作用和近距离阅读（读书、写字）是一样的。所以，只要在应用的过程中按上述的两个原则做，就能有效避免近视发生，或减缓近视进展速度。年龄越小，持续阅读（或玩手机，玩平板电脑）的时间就应该越短。

Guo L 发现，每周看电视时间<2 小时、2～4 小时、>4 小时均与近视显著相关，而看电视时距离保持 3～5m 及 5m 以上是防止近视发生的保护因素（$P<0.05$）。一般电视机距离眼睛都在 2.5～3m 以上，已经不算近距用眼了，所以对近视进展的影响是不大的。当然每看电视 40 分钟，远眺 10 分钟也是必要的。

电子视频终端设备还有一些相关因素，比如屏幕分辨率、亮度、闪烁频率等，可能也对近视的发生发展有影响，但目前的研究还集中在环境因素方面，比如时间长短和距离远近，没有对分辨率、亮度、频率等的研究。

世界卫生组织 2019 年 4 月发布了有关幼儿接触电子屏幕时间的建议报告：《世界卫生组织：为了健康成长，儿童需要少坐多玩》，该报告建议，2 岁以下幼儿不要接触任何电子屏幕，2～5 岁儿童每天接触电子屏幕的时间不能超过 1 小时。

第三节　建立屈光发育档案

一、角膜曲率、眼轴、晶状体屈光力对屈光状态的影响

眼的屈光状态由角膜曲率、眼轴、晶状体屈光力决定，其中任何一项的变化都会对屈光状态造成影响（图 3-3-1）。角膜曲率、眼轴、晶状体屈光力对屈光状态的影响分别如图 3-3-2～图 3-3-4 所示。

眼轴增长使眼球屈光状态向近视化漂移（正常情况下，眼轴不会缩短）。

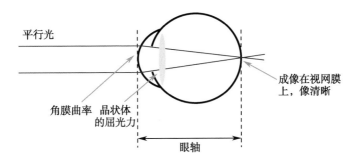

图 3-3-1　眼的屈光状态由角膜曲率、眼轴、晶状体屈光力决定

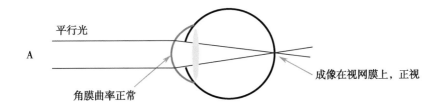

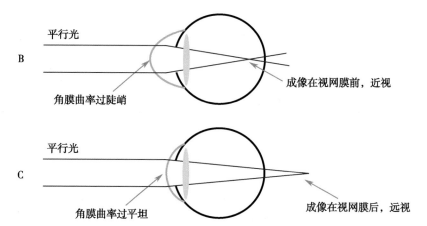

图 3-3-2 眼轴和晶状体屈光力不变时，角膜曲率对屈光状态的影响

A. 正视眼看远时，焦点正好在视网膜上成像；B. 角膜曲率过陡时，眼球对光的曲折能力过强，焦点落在视网膜前形成近视；C. 角膜曲率过平时，眼球对光的曲折能力过弱，焦点落在视网膜后形成远视

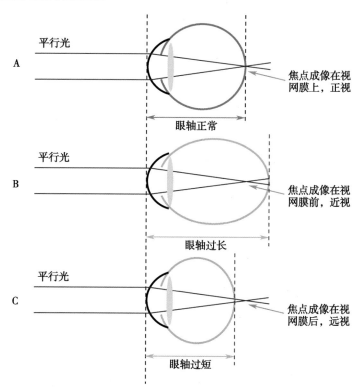

图 3-3-3 角膜曲率和晶状体屈光力不变时，眼轴对屈光状态的影响

A. 正视眼看远时，焦点正好在视网膜上成像；B. 眼轴过长时，焦点落在视网膜前形成近视；C. 眼轴过短时，焦点落在视网膜后形成远视

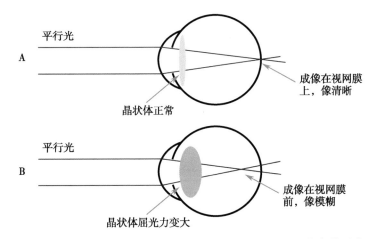

图 3-3-4　角膜曲率和眼轴不变时，晶状体屈光力对屈光状态的影响

A. 正视眼看远时，晶状体处于放松状态，焦点正好在视网膜上成像；B. 晶状体屈光力变大时（如调节痉挛或球形晶状体），眼球总屈光力变大，焦点落在视网膜前形成近视

　　角膜曲率平坦化使眼球屈光状态向远视化漂移、角膜曲率陡峭化使眼球屈光状态向近视化漂移。

　　晶状体屈光力下降使眼球屈光状态向远视化漂移、晶状体屈光力增加使眼球屈光状态向近视化漂移。

　　人眼屈光状态是由这三者的不同组合变化来决定的。其中，眼轴是决定屈光状态的主要因素。

二、儿童验光要做睫状肌麻痹

　　正常情况下，只要眼轴、角膜曲率、晶状体这些眼球生物学形态参数不变化，近视就不会变化。只有眼球生物学形态发生变化时，近视才会变化。这些参数变化的情况包括但不限于：

- 做屈光手术时，把角膜曲率变平坦了，近视降低了。
- 配戴角膜塑形镜后，角膜曲率变平坦了，近视降低了。
- 做有晶状体眼人工晶状体植入术（ICL）时，植入了人工晶状体，相当于在眼球内多增加了一个人工晶状体元件，近视状态改变了。
- 儿童眼轴发育变长，近视加深了。

　　上文所述，眼球的屈光状态是由角膜的弯曲度、眼球长度（眼轴）和晶状体的屈光度共同决定的。其中，3 岁以后角膜曲率发育基本稳定不再变化，所以对于 3 岁后的儿童，我们基本不考虑角膜曲率这个因素。

眼轴从 3～14 岁仅仅增长 1mm，到 14 岁时可达到成人水平，到青春期基本不再增长。

当人的角膜曲率稳定，而又能控制晶状体的调节时，影响近视的因素就只剩下眼轴了，这就是为什么临床研究认为眼轴是影响近视进展的最重要因素。

而晶状体是一个可以改变自身屈光度的调节器官，也就是说晶状体是一个变量，这个变量变化时也导致眼球的近视状态发生变化。

这就很像测量身高的过程。眼轴就是身高，晶状体的调节力就像是量身高时穿上了不同鞋跟高度的高跟鞋，测量出来的身高越高等同于近视程度越深。

人眼晶状体的调节能力与年龄成反比，可以通过公式：最小调节幅度 =15− 年龄 ×0.25 来计算其调节力。儿童的调节能力很强。比如一个 8 岁的儿童，至少有：15−8×0.25=13D 的调节。这就像这孩子有 13 双鞋子，鞋跟高度从 1cm 至 13cm，测量身高时，他可以穿任意一双鞋子去量身高。

同时，由于儿童调节力强，用眼不当时，比如持续高强度近距离用眼时，会产生调节痉挛，晶状体无法自然放松，这就像穿了 8cm（调节痉挛 8D）的高跟鞋无法自己主动脱下来，这时去量身高的结果是包含鞋跟高度的，表现为近视度数过高。这也是我们所说的"假性近视"。所以临床上对儿童验光，要求在晶状体调节静止或不调节的情况下进行（即要求晶状体不变化、屈光力最小），这就等于要求脱鞋量身高。然而，想要让儿童在验光的过程中自行保持调节静止是比较困难的。对此，我们一般通过雾视、调节训练或扩瞳验光（睫状肌麻痹）来帮助其"脱掉高跟鞋"，其中睫状肌麻痹是最常使用的方法。

扩瞳验光（睫状肌麻痹验光）就是用药物的方法暂时去除了晶状体的调节力，等于暂时性地把儿童的这些"高跟鞋"没收了。然而不同的睫状肌麻痹剂消除调节的能力是不同的，医学上可以用残余调节来表达，即使用了睫状肌麻痹剂以后还剩下的可以使用的调节。这就像睫状肌麻痹剂"没收"高跟鞋的能力不同，有的可以把所有鞋子都没收，逼着孩子"光脚量身高"；有些则会留下些平跟鞋。

1% 阿托品的睫状肌麻痹作用最强，可以认为把所有鞋子都没收了。

1% 环喷托酯（赛飞杰）的睫状肌麻痹作用次之，但也接近 1% 阿托品的效果，是最推荐的儿童睫状肌麻痹验光的方式。

0.5%/1% 的托吡卡胺调节麻痹作用比较弱，"会留下不少鞋子"，所以不推荐作为儿童睫状肌麻痹验光的首选药物。有研究表明，托吡卡胺调节麻痹后还有 3D 的残余调节（还留一双 3cm 的高跟鞋），即验光结果可能还有300度的假性近视成分。

目前家长对于睫状肌麻痹验光仍有很多误区，很多家长担心睫状肌麻痹验光会对儿童眼睛造成伤害。此外，眼镜店不具备睫状肌麻痹验光的资质等因素也限制了儿童进行睫状肌麻痹验光的比例。但睫状肌麻痹验光是判断近视的金标准，相关科普还需要进一步推进。

不同睫状肌麻痹剂的差异和使用方法可参考我们出版的《眼视光门诊视光师手册》第六章"屈光检查"。

三、建立屈光发育档案在近视预防中的意义

只依靠检查视力作为是否近视发生的依据是不灵敏的，常常错失预防近视的时机。

家长最关心的就是怎样发现儿童"近视的苗头"。传统的做法是，当发现孩子出现视物喜近、头位异常（偏斜）、看电视眯眼现象时就怀疑近视了。然而当上述情况发生时，常常近视已经发生，甚至是高度近视了。临床上首次验光发现近视在 $-6.00D$（600度）以上的高度近视屡见不鲜。而给儿童建立屈光发育档案则是最好的近视预警方法。屈光发育档案就是连续跟踪、检查与近视发生发展最相关的指标：角膜曲率、眼轴、屈光度的发育情况，与同龄儿童正常值对比，当相关的检查指标异常，向近视化发展时，能及时发出"预警"，以引起重视、采取措施，避免或延后近视的发生；对已近视的儿童则采取措施减缓近视发展，避免发展为高度近视。

四、屈光发育档案的建立方法

屈光档案应包含病史、眼部检查及屈光检查项目，根据检查并对比前一年的结果，确定近视进展情况，给予适当的干预措施。

病史采集的内容包括：①年龄及近视发病年龄；②性别；③眼部及全身病史、手术史；④近视家族史；⑤用眼习惯及用眼环境；⑥既往近视进展史（如有）；⑦既往近视控制治疗史（如有）。

从 3 岁开始，每半年做一次睫状肌麻痹验光检查，把验光度数记录保存，同时测量眼轴长度、角膜曲率半径、眼压和身高，记录并保存，可以参考表 3-3-1。屈光发育档案就是给眼球的发育做一个检查和监测。比如测量眼轴就是给眼球量身高，如果眼球的身高长得过快，比同龄儿童长，那就说明近视发展得快。

表 3-3-1　儿童屈光发育档案记录样表

日期	眼别	裸眼视力	矫正视力	睫状肌麻痹验光屈光度	眼压	眼轴	角膜曲率	身高	备注
	右								
	左								
	右								
	左								
	右								
	左								

　　完整的档案是连续、动态地记录儿童青少年屈光发育的过程,提供对屈光发育、视力健康状况的变化、发展、趋势、干预效果的量化分析依据,使我们对近视进展控制的决策和方案有理有据,更加精准有效。

　　表 3-3-2 显示不同年龄儿童的视力、屈光度、眼轴等屈光发育的相关数据的正常值和意义,在建立屈光发育档案的过程中对照参考。

表 3-3-2　不同年龄儿童屈光发育相关数据的正常值和意义

年龄	视力	屈光度	眼轴	角膜屈光度	身高
出生	出生 0.02 2 个月 0.05	男性 +3.0D 女性 +3.0D	16.5～17.5mm	52～55.2D	50cm
6 个月	0.1			46D	
1～2 岁	0.2～0.3		21mm		
3 岁	0.4～0.6	男性 +2.33D 女性 +2.96D	男性 22.2mm 女性 21.5mm	男性 +43D 女性 +43.7D	
4～6 岁	0.6～0.8,部分 1.0	4 岁 +1.5D			120cm
7～8 岁	0.8～0.9,大部分 1.0	7 岁 +1.0D	22.8mm		140cm
14 岁	1.0	男性 +0.93D 女性 +0.62D	男性 23.1mm 女性 22.7mm	男性 +42.75D 女性 +43.6D	150cm
意义	8 岁以后大脑认知能力才发育完全,8 岁之前,1.0 可能是近视,不足 1.0 不一定是弱视	缓冲作用:为 3～15 岁眼轴 1mm 的发育留出余地	自然增长作用:3～15 岁,眼轴长 1mm,-3.0D	补偿作用:曲率的减少,可以补偿眼轴的增长,+1.0D 补偿 0.33mm,眼轴的增长缓冲 -1.0D 近视	青春发育期,身高增长 10cm,眼轴增长约 1mm

五、建立屈光发育档案时建议都做睫状肌麻痹验光

对于建立屈光发育档案来说，我们要了解的是儿童没有调节影响情况下的真实屈光度，所以扩瞳验光是一个比较容易统一的指标，人主观因素影响最小，重复性最好。因此，扩瞳验光（睫状肌麻痹验光）是屈光发育档案的标准。

如果家长没搞清楚这些相关的概念或者家长不接受扩瞳验光，用小瞳主觉验光的结果，或者用小瞳电脑验光的结果来替代屈光发育档案中的屈光检查就可能会出现以下情况：

1. 家长把扩瞳验光的结果当配镜处方用，到眼镜店或网上配镜，导致配镜不适，视力矫正不良或者反而促进近视进展。

2. 用小瞳主觉验光结果替代，每次验光的调节控制情况不同，验光结果波动。比如去年验光是 $-2.50D$，本次验光结果是 $-3.00D$，而如果做扩瞳验光其实都是 $-2.25D$，近视没增长。

3. 本次小瞳主觉验光结果近视偏高（比如 $-3.00DS$），下次家长接受扩瞳验光了，验光结果是 $-2.50D$，家长会质疑机构验光错误。

4. 反之，本次做了扩瞳验光，$-3.00D$，下次来做的是小瞳验光 $-4.50D$，家长认为近视增加太快。

5. 在 A 机构小瞳主觉验光 $-3.00D$；在 B 机构扩瞳验光 $-2.75D$；在 C 机构小瞳主觉验光 $-3.5D$……没有比较基准。

所以我们在进行屈光发育档案建立时，一定要有统一的标准，儿童在同一时间在任何机构做的检查结果都要基本一致。推荐的标准是：

1. 都使用充分的睫状肌麻痹，其中 1% 环喷托酯睫状肌麻痹作用充分，效果接近阿托品而恢复时间快（24～48 小时），建议统一使用。

2. 都向家长说明，建立屈光发育档案时做的扩瞳验光不是以配镜为目的，而是为了了解儿童的屈光变化，不可用该处方直接配镜。如果要配镜，还需要做相应的视功能检查并结合用眼需求给配镜处方。配镜处方可能与扩瞳验光的结果不同。

六、按屈光发育档案进行相应的近视管理

儿童、青少年（3～16 岁）处于屈光发育的敏感期，我们通过屈光发育档案记录可以充分监控、监测他们眼球的屈光发育过程，及时干预进展

过快的近视情况。可以把儿童屈光发育状态分为以下四类并进行相应的管理：

理想状态：裸眼视力正常，12岁前睫状肌麻痹验光为远视，14岁后屈光状态基本稳定，18岁时正视（散瞳后球镜3~5岁：+1.75~+2.00D；6~8岁：+1.25~+1.50D；9~12岁：+0.75~+1.00D，柱镜<0.75D）。对这一群体主要是进行集体性健康教育，针对性用眼指导，加强随访。

易患但尚未出现近视：屈光度>-0.50D且≤+0.75D。表现为裸眼视力正常，屈光发育近视化偏离正常值，远视储备不足。对这一群体要针对性用眼指导，加强随访。

普通近视：表现为裸眼视力异常，散瞳后球镜<-0.5D者。12岁前初发近视，以后每年近视进展量≤0.50D。对这一群体主要是指导进行科学屈光矫正，定期复诊随访，必要时医学干预近视进展。

高危近视：8岁前初发近视，以后每年近视进展量≥0.75D，对这一群体需要做近视控制和医学干预管理。

七、屈光发育档案的解读

定期建立屈光发育档案后就可以形成连续的曲线图，家长可以清晰地看到儿童各项屈光发育指标的变化。如图3-3-5所示：是我们的近视预防系统形成的曲线图，系统自动把每次检查获得的检查数据形成趋势图，家长可在手机移动端查看。各项检查指标的意义和解读如下：

（一）身高

近视的发展和儿童的身体发育（尤其身高）有相关性，身高增加的时候眼轴（近视）也常常增加，记录身高的增长可以参考近视的增长。如果儿童处于"身高快速发育期"，可能眼轴也同时处于"快速发育期"也即"近视进展期"，家长要密切注意。

（二）睫状肌麻痹验光

通过使用睫状肌麻痹剂后检影验光获得，是一种对"远视储备"的检查，在"储备不足"或"刚好吃完储备"时及时发现"近视苗头"，同时也获得了真实的屈光状态（度数）。

眼的正常生理发育是：随着眼球的发育，眼轴不断增长，屈光状态从远视向正视化发展。所以，儿童保持适量的远视状态是一种近视保护机制，是预防近视的必要储备。如果眼轴发育超前，提前"吃完"远视储备，

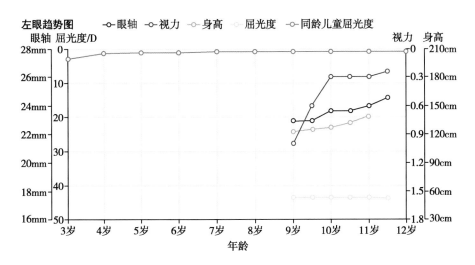

左眼趋势图　-○-眼轴　-○-视力　-○-身高　　屈光度　-○-同龄儿童屈光度

历史档案

序号	检查日期	年龄	裸眼视力右	睫状肌麻痹验光右(等效球镜度)	角膜曲率右(平均曲率)	裸眼视力左	睫状肌麻痹验光左(等效球镜度)	角膜曲率左(平均曲率)	操作
1	2016-02-02	9	1.0		43.79	1.0	-0.5	43.58	明细 打印
2	2016-08-05	9	0.8	-0.37	43.75	0.6	-0.5	43.61	明细 打印
3	2017-02-06	10	0.4		43.77	0.3	-1.25	43.66	明细 打印
4	2017-08-07	10	0.3		43.72	0.3	-1.75	43.62	明细 打印
5	2018-01-28	11	0.3		43.75	0.3	-2.25	43.72	明细 打印
6	2018-06-01	12	0.2		44.03	0.25	-2.75	43.94	明细 打印

共有6条，每页显示20条　<< < 1 > >>　GO

图 3-3-5　儿童屈光发育趋势图

虽然裸眼视力表达为正常（0.8 以上），但随着眼球的继续发育和眼轴增长，近视将不可避免。随着眼球的发育，眼轴的继续增长，孩子以后很有可能发生近视。虽然目前没有发生近视，但家长要立即重视起来，给孩子做好近视预防，比如充分的户外活动。

一项美国纳入超过 4 500 人的研究发现，6 岁睫状肌麻痹验光≤+0.75D 的儿童，在之后的 2～6 年中非常容易近视。这项研究认为儿童远视储备的"安全底线"是：7～8 岁至少有 +0.5D 远视；9～10 岁至少有 0.25D 远视，11 岁时正视。

（三）角膜曲率

反映的是角膜表面的形状，角膜曲率要定期测量和记录，并观察角膜曲率的变化。如果角膜曲率过大或变化过快则要考虑排除圆锥角膜。

角膜曲率的平坦 K 大于 46D 时建议优先选择 RGP 验配，如大于 46.4D 则要加做角膜地形图以排除圆锥角膜；如角膜曲率逐年加大或出现斜轴散光变化，更应警惕圆锥角膜。

角膜散光大于 2.5D 时也加做角膜地形图。

（四）眼轴

眼轴是眼球的纵向长度，反映眼球的大小。眼轴越长近视度数越高。眼轴超过 26.5mm 时，发生高度近视眼底病变的风险大幅增加。

眼轴是观察近视进展的客观指标。对于接受角膜塑形治疗的儿童尤其重要，因为角膜塑形后眼球的屈光变化被塑形作用掩盖了，眼轴测量是反映近视变化的一个客观参考指标。但应该注意，并不是一看到眼轴增加就认为近视增加了。即使正视儿童也会随生长发育眼轴增加，不同年龄儿童眼轴增加的速度不同。Ohio 州视光学院的 Mutti 团队的研究报告，眼轴增长与近视增加的关系与年龄高度相关。他们的研究中，在 8 岁时眼轴每增长 0.33mm 带来 −0.50D 的近视（即 1mm 对应 1.5D 近视），而在 14 岁时眼轴每增长 0.20mm 就可以带来 −0.50D 的近视了（即 1mm 对应 2.5D 近视）。也就是说，年龄越小，每 1mm 的眼轴改变带来的近视增长越少；随年龄增长，每 1mm 的眼轴改变带来的近视增长会变多，最终接近眼轴每增长 1mm 对应近视增加 275 度。所以看儿童眼轴的变化还需要考虑年龄因素，年龄小的儿童看到眼轴增加快的，不一定近视进展就很快。

（五）从眼轴和角膜曲率的组合了解近视的构成

屈光不正是眼轴和角膜曲率"不符合正常比例"的不同组合造成的，比如：

1. 短眼轴与高角膜曲率组合形成的近视。

举例：女，9 岁。

验光：OD：−2.50DS——1.0；OS：−2.50DS——1.0。

这里我们看到双眼表现为低度近视。

眼轴：OD：22.3mm；OS：22.2mm。

眼轴测量提示短眼轴，应该是远视，与实际的近视情况矛盾。

角膜曲率：OD：49.5D OS：49.5D

角膜曲率过陡峭，不仅"吃掉"了短眼轴形成的远视储备，还形成了 −2.50D 的近视。

结论：短眼轴＋高角膜曲率形成的近视，需要排除圆锥角膜，定期复查角膜地形图。

2. 长眼轴与低角膜曲率组合的近视。

举例：男，11 岁。

验光：OD：−2.75DS——1.0；OS：−2.50DS——1.0。

这里我们同样看到双眼表现为低度近视。

眼轴：OD：27mm；OS：27mm。

眼轴测量提示长眼轴，比正常眼轴长了 3mm 左右，按正常计算应该是 −8.00～−9.00D 的近视，但验光结果表现为低度近视。

角膜曲率：OD：38.5D　OS：38D

角膜曲率过平坦，与正常 43D 的角膜曲率相差约 5D，会抵消因眼轴带来的轴性近视，所以验光结果表现为 −2.75D 近视。

假设另外有一个 −7.75D（775 度近视）的患者，他做角膜屈光手术后角膜曲率从 43D 变平坦为 38D，减少了 500 度近视。这时患者表现为 −2.75D（剩下了 275 度近视），角膜曲率也是 38D，这些参数就正好与本案患者的情况一样了。所以本案中的患者就像是"自带了做过 500 度近视角膜屈光手术"的效果了，虽然表面上看近视度数不高，但是眼底却会是 775 度高度近视的眼底改变。）

进一步眼底检查发现高度近视眼底改变。嘱平时避免剧烈运动，定期跟踪眼底变化，防止高度近视眼底并发症，如视网膜周边格栅样变性、裂孔等。

结论：长眼轴＋低角膜曲率形成的低度近视，验光不能发现其高度近视眼底的问题。由于过平坦的角膜曲率掩盖了高度近视的表象，使之表面上看是低度近视，却与高度近视患者一样存在视网膜并发症的风险。

（六）眼压

眼压是眼健康的基本检查，如果眼压高需要密切观察，甚至需要进一步排除青光眼。

（七）发现视力"正常"，但屈光异常的情况

如果仅做视力检查，而不做屈光检查，会遗漏很多"视力好"，而其实是需要戴眼镜的情况，比如：

1. **散光**　一些低度散光眼，可以通过"眯眼"的方法提高裸眼视力。−3.00D 的散光眼也可以通过"眯眼"视力达到 0.8，而正常睁大眼看的情况

却仅 0.4。

2. **远视眼和视疲劳**　远视眼可以通过晶状体的调节代偿，所以一般视力检查常常发现不了。但中度的远视却常常伴有视疲劳表现，通过规范的验光检查能发现和处理这些远视的情况。

3. **圆锥角膜**　是一种角膜疾病，青少年好发。简单的视力检查或验光发现不了，常常造成贻误病情的情况，但在建立屈光发育档案的过程中通过发现异常角膜曲率，进行角膜地形图检查而早诊断、早治疗。

第四章　近视控制的策略

第一节　高质量的眼镜验配

眼镜验配中，验光操作、配镜处方原则和配装眼镜质量都会影响近视控制。准确按规范的验光操作方法获得验光处方是视光师的基本功。但高质量的眼镜验配不仅是按"准确的验光度数"给处方。验光时还需要检查眼位(有无内、外隐斜)、调节力、屈光状态(有无屈光参差，有无过高的散光)等，这些因素都会影响配镜处方。比如双眼都同样是 300 度[-3.00D(1.0)，-3.25D(1.2)]近视的两个儿童，假设 300 度是准确的屈光检查结果。但其配镜处方却不同：一个孩子因为内隐斜大需要用 275 度(-2.75D)的眼镜而另外一个孩子因为外隐斜需要用 325 度[-3.25D(1.2)]的眼镜。所以合理的眼镜验配是指验配符合个人的用眼需求的、符合个人的视功能情况的(调节、集合功能)、符合个人屈光状态、符合近视控制处方原则的眼镜。可以说配镜"合适"比"准确"更重要。2017 年中华医学会眼科学分会眼视光学组发布的儿童屈光矫正专家共识中，对儿童配镜处方原则做了详细的描述。在临床儿童验配框架镜中，配镜处方遵循该共识原则就符合"高质量"标准。

同时，配装眼镜质量也包括配装眼镜参数与加工单是否符合处方。要保证眼镜片度数、柱镜轴位、光学中心水平互差、光学中心垂直互差、瞳距等关键光学参数与验光处方单一致，并且符合国家标准。

我们在《眼视光门诊视光师手册》中对上述配镜处方原则专家共识和配装眼镜质量检验标准做了具体解读，有兴趣的读者可以查阅、学习。

除此以外，在框架验配的过程中还有很多细节也会影响近视控制的效果，这些细节包括：

一、验光时的镜眼距离变化会促进近视

按规范为患者做主觉验光获得准确的屈光检查结果，是验光师的基本

功。主觉验光，包括插片验光和在综合验光仪上，都有标准化的成熟操作流程，更多的是一个熟能生巧的过程。但是在具体的验光操作细节中仍然有很多因素会影响最终给处方的准确性，尤其在对高度屈光不正的患者验光时要特别注意避免这些问题的发生。其中最应该注意的就是镜眼距离的变化带来的光度变化，处理不当甚至会促进近视进展。

1. 试戴时我们常常使用"一组镜片组合"来进行试戴，比如患者的处方是 −8.25DS/−1.25DC×180——1.0，那试戴镜至少需要 −8.00DS、−0.25DS 和 −1.25DC 这 3 个镜片组合。在这个组合中的不同的镜片光度不一致，这些镜片在试戴镜上的摆放顺序会造成实际的有效屈光度不同。如果把近视度数更高的试戴镜片放到试镜架远端，则验光结果会"偏高"（近视度数更高），这样的验光结果下，给的近视处方就会过矫正了，不利于近视控制了。具体的计算方法可参考《视光医生门诊笔记》第三章第十二节"试戴片摆放位置对高度近视配镜的影响"。

2. 此外，镜片本身是有厚度和重量的，如图 4-1-1 所示，−8.00DS、−0.25DS 和 −1.25DC 的镜片组合厚度达到 17mm，这个镜片组合的镜眼距离就不是 10～12mm 了，而是很可能会超出 12mm。当使用的镜片组合多（比如 3 片镜片的组合）时，患者戴试镜架时还容易向远侧、下方"下坠"，导致镜眼距离进一步增加，如图 4-1-2 所示：如果不用手扶住试镜架任由镜架向下方滑落时，角膜距离试镜架内侧第一片镜片的距离达到 20mm，而角膜到远端第一片镜片的距离达到了 30mm。这样就会导致配装眼镜的光度与试戴镜有较大差异。如果使用的试戴镜架质量不好，造成镜架在鼻梁上"下滑"，还会进一步加剧这种效应。

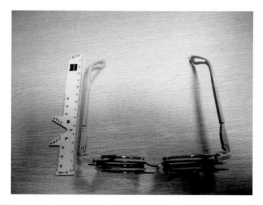

图 4-1-1　−8.00DS、−0.25DS 和 −1.25DC 这 3 个镜片组合的镜眼距离会超出 12mm（约为 17mm）

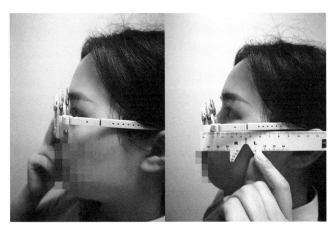

图 4-1-2　使用的镜片组合多、重时，戴试镜架容易向远侧、下方"下坠"

二、镜架选择不当会促进近视

试戴镜架与配装眼镜的倾斜角不同。倾斜角的变化会在水平轴向上造成额外的散光效果，比如给的处方是 −8.00DS，而戴制作的眼镜时因为倾斜角过大，产生的效果是 −8.28DS/−1.06DC×180 了，最终的有效光度与需要的光度相差太大（图 4-1-3）。所以，如果镜架选择不合适，镜架的倾斜角过大，会增加有效近视光度并引入额外的顺规散光；如果选择的镜架面弯过大，就会增加近视光度，同时引入额外的逆规散光（图 4-1-4）。这些情

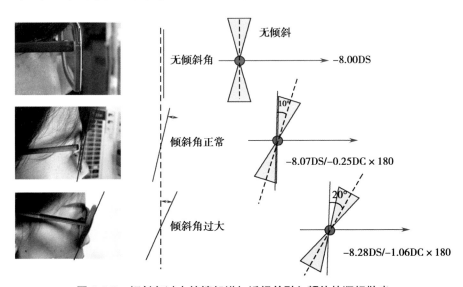

图 4-1-3　倾斜角过大的镜架增加近视并引入额外的顺规散光

况都会促进近视进展。具体的计算方法详见《视光医生门诊笔记 第 2 辑》中的"框架镜倾斜角增加后还是原来的光度吗"一文。

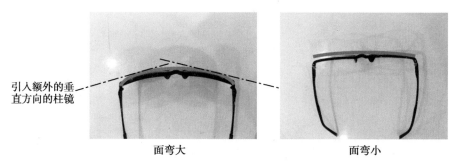

引入额外的垂直方向的柱镜

面弯大　　　　　　　　　　　面弯小

图 4-1-4　面弯过大的镜架增加近视并引入额外的逆规散光

因此，镜架的选择也会影响近视控制效果，过大的倾斜角、过大的面弯、过大的镜眼距离都会造成有效屈光度变化，甚至促进近视进展。也提示我们定期调整眼镜，防止配戴变形的框架眼镜非常重要。

三、眼镜配装不当会促进近视

当框架镜配装不当，或瞳距测量错误，或镜架变形时，会产生棱镜效应，对眼位、视功能产生影响，造成视疲劳等（表 4-1-1），而这些不良影响可能也会促进近视进展。具体原理和计算方法详见《视光医生门诊笔记 第 2 辑》第一章第六节。

表 4-1-1　框架镜配装不当对眼位的影响

	描述	镜片光学中心距与瞳距	产生的棱镜效果	对眼位的影响	不良影响
近视镜	镜片装得太开了	镜片光学中心距＞瞳距	底在内 BI	逼迫双眼外转更多	容易外隐斜；视疲劳
近视镜	镜片装得太靠近了	镜片光学中心距＜瞳距	底在外 BO	逼迫双眼内转更多	容易内隐斜；视疲劳
远视镜	镜片装得太开了	镜片光学中心距＞瞳距	底在外 BO	逼迫双眼内转更多	容易内隐斜；视疲劳
远视镜	镜片装得太靠近了	镜片光学中心距＜瞳距	底在内 BI	逼迫双眼外转更多	容易外隐斜；视疲劳
近视、远视镜	镜片一边高一边低	镜片光学中心一边高一边低	底在上或底在下（视镜片性质而不同）	逼迫一眼向上看一眼向下看	容易垂直位隐斜或代偿头位；视疲劳

这也提示配戴者和家长，当镜架损害时应该及时到专业的机构进行调整或更换，不建议自行修理调整（图4-1-5），因为不当的镜架调校可能会促进儿童近视进展。

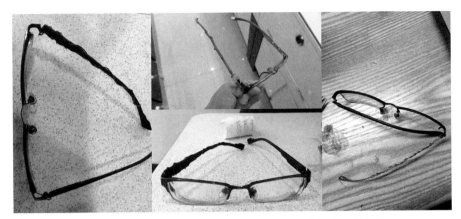

图4-1-5　各种损坏的、变形的、配戴者/家长自行修理的镜架

此外，如果眼镜配装不当，还会引入不规则应力，相当于镜片被镜框"箍得太紧"导致镜片发生了形变，会引入额外的像差或造成光度变化。如果配戴者表示戴镜视物扭曲或模糊时，可以做应力检查来排除。

四、足矫、欠矫与近视控制

过去验光师在给近视儿童验光时，一般都会给比全矫光度低一些的度数，比如足矫正验光是 −2.00D（1.2）的只给 −1.75D（0.8）的处方，即欠矫处方。这是因为"民间传说"足矫处方会越戴越近视。所以家长不愿意让孩子配戴高度数的眼镜，担心度数会增长更快，欠矫的处方也更容易被家长接受，甚至验光师自己也觉得欠矫会让儿童近视度数长得更慢一些。然而近几年主流学术界并不认同这样的观点，目前一些主要的研究认为，近视欠矫更容易引起儿童青少年近视加深。

James S. Wolffsohn 等（2016）对既往近视防控手段有效性的研究综述中发现，欠矫不但不能控制近视进展，反而会促进近视进展（欠矫的近视控制率为负值）（图4-1-6）。同时他们在对全球视光临床实践中医师对不同近视控制手段的态度调查中发现，认为欠矫正能控制近视的医师比例是最低的（表4-1-2）。

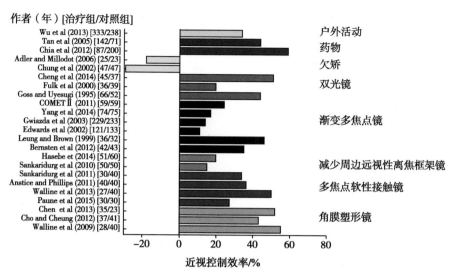

图 4-1-6　不同近视防控手段的有效性比较，欠矫反而促进近视进展（近视控制率为负值）

表 4-1-2　全球医师对不同近视控制手段的态度调查表

单位：%

近视控制手段		亚洲	大洋洲	欧洲	北美洲	南美洲
框架镜	欠矫	6.5±13.9	2.5±7.4	6.4±15.8	2.9±7.9	13.4±23.1
	单光眼镜	16.0±23.6	4.2±12.5	10.0±21.8	4.0±14.0	18.1±30.7
	双光眼镜	18.4±21.1	14.1±14.8	12.4±17.5	11.6±14.4	12.3±24.2
	渐变多焦点眼镜	21.3±21.2	16.0±14.0	14.7±18.6	11.3±13.5	12.8±24.8
接触镜	RGP	23.9±26.9	9.6±13.8	14.1±20.8	9.9±15.4	13.6±27
	单光软性接触镜	11.9±20.6	4.1±11.5	10.1±20.5	2.9±10.5	16.0±29.0
	多焦点软性接触镜	15.5±20.2	22.5±19.3	16.4±25.7	18.4±20.5	11.5±19.7
	新型近视控制软性接触镜	24.4±26.0	29.1±9.3	25.2±25.7	21.5±23.1	18.8±28.5
	角膜塑形镜	48.6±29.6	47.8±25.3	44.3±29.0	36.9±30.1	23.9±32.3
药物		31.7±27.8	39.0±32.4	24.2±29.4	21.8±27.0	14.6±23.3
屈光手术		17.4±29.7	11.4±24.3	12.8±25.6	13.5±30.6	18.0±29.4
增加户外活动时间		38.7±27.5	29.7±22.0	29.4±26.2	20.5±17.9	35.3±32.0

所以,目前主流的观点仍然是:近视应足矫正,而且足矫正能让孩子看得更清晰,何乐而不为呢?

要注意的是:验光处方与配镜处方是不同的概念,验光处方的"足矫""欠矫"和配镜处方的"足矫""欠矫"是不同的。目前的临床研究还未对"足矫"和"欠矫"做统一、明确的定义,所以我们认为还需要进一步的临床研究来确认对近视进展的影响。具体可参阅《视光医生门诊笔记 第2辑》第二章第七节。

五、镜片质量与近视控制

使用符合标准的镜片同样重要。比如一片标示 −2.00D(200度)的标准近视镜片,一整片镜片在光学区内的任何点测量都是200度的;而质量不好的镜片,可能镜片中央是200度的,而周边却是225度的(图4-1-7)。当孩子戴镜做作业时,是从下方的镜片区域看出去,这样的话相当于用的是225度的镜片,这就形成了近视过矫正,可能会促进近视进展了。

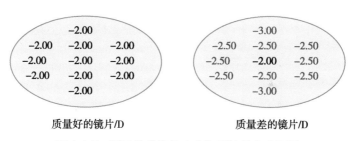

质量好的镜片/D　　　　　质量差的镜片/D

图4-1-7　质量差的镜片中央和周边的光度不同

第二节　特殊设计的光学矫正工具

一、角膜塑形镜

角膜塑形镜(orthokeratology lens),简称 OK 镜,是一种特殊的硬性透气性角膜接触镜。角膜塑形镜是一种采用特殊逆几何形态设计的硬性透气性接触镜,中央平坦而周边陡峭,镜片与泪液层分布不均,由此产生的流体力学效应改变角膜几何形态,对称地、渐进式改变角膜中央表面形状。通过配戴塑形镜,使角膜中央区域的弧度在一定范围内变平,从而暂时性降低一定量的近视度数,是一种可逆性非手术的物理矫形治疗方法。角膜塑形的具体验配和相关内容可参考我们出版的《硬性角膜接触镜验配跟我学》（第2版）一书。

　　现代角膜塑形镜采用夜间戴镜的方式，这种配戴方式异物感小，容易适应，镜片不容易丢失而且配戴者日间不用再戴框架镜或软性角膜接触镜矫正视力，可以方便地参加体育和娱乐活动。近年来的研究证实角膜塑形对儿童近视进展有明显有效的控制作用，这极大推动了角膜塑形技术的发展和相关的研究，在著名的科技期刊检索网站 PubMed 上录入 orthokeratology（角膜塑形的英文）后检索，可以看到 2010 年后角膜塑形的相关研究呈现爆发增长（图4-2-1）。

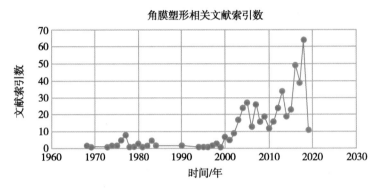

图4-2-1　角膜塑形的相关研究越来越热门

1. 角膜塑形控制近视进展的原理和近视控制效率

　　在 James S. Wolffsohn 等（2016）的调查中（见图4-1-6），角膜塑形是最有效的近视控制光学工具，近视控制率在35%～60%。研究发现常规的近视矫正手段（框架镜、软性角膜接触镜、RGP）会使中央焦点成像在视网膜上，但周边焦点成像在视网膜后形成周边远视性离焦（图4-2-2A）。配戴角膜塑形镜后，角膜形态发生变化，使得周边视网膜形成了近视性离焦状态，即中央焦点成像在视网膜上和周边焦点成像在视网膜前（图4-2-2B）。而周边视网膜的近视性离焦可保护近视，减缓眼轴增长。这是目前角膜塑形镜控制近视进展的主要理论。

　　在各类近视控制手段中，包括角膜塑形、多焦点软性接触镜、阿托品滴眼液、渐变镜/双光镜、户外活动，角膜塑形的近视控制率（比较眼轴）约35%～60%，属于中、高强度的近视控制方法（图4-2-3）。

　　一些重要的角膜塑形近视控制效率的研究汇总于表4-2-1。

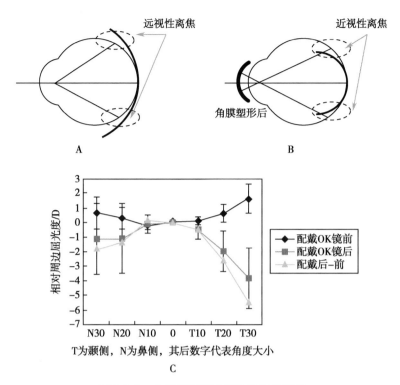

图 4-2-2 角膜塑形形成周边近视性离焦

A. 近视眼周边视网膜远视性离焦；B. 角膜塑形后周边视网膜近视性离焦；

C. 配戴角膜塑形镜后测量到的周边视网膜离焦变化——向近视性离焦偏移

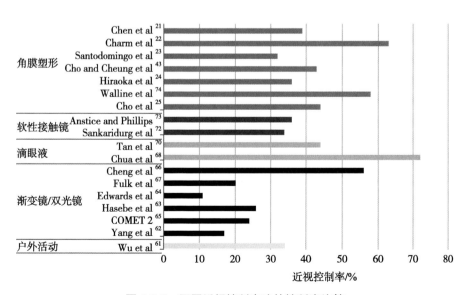

图 4-2-3 不同近视控制方法的控制率比较

表 4-2-1　角膜塑形镜近视控制研究文献研究汇总

研究者（国家或地区）	样本量（年龄范围/岁）	对照组	研究设计（研究时长/年）	随访丢失率/%	眼轴增长/mm	眼轴增长减缓率/%	基线（年龄/岁）	基线（近视等效球镜度/D）
Cho et al. 2005（中国香港）	43, 7~12	单焦框架镜	历史对照	19.0	角膜塑形组：0.29±0.27 对照组：0.54±0.27	46	角膜塑形组：9.6±1.5 对照组：9.6±0.69	角膜塑形组：[-2.27±1.09] 对照组：[-2.55±0.98]
Walling et al. 2011（美国）	40, 8~11	软性接触镜	历史对照	30.0	角膜塑形组：0.25±0.27 对照组：0.57±0.27	55	角膜塑形组：10.5±1.1 对照组：10.5±1.0	未提及
Kakita et al. 2011（日本）	105, 8~16	单焦框架镜	非随机对照	12.4	角膜塑形组：0.39±0.27 对照组：0.61±0.24	36	角膜塑形组：12.1±2.6 对照组：11.9±2.1	角膜塑形组：[-2.55±1.82] 对照组：[-2.59±1.66]
Hiraoka et al. 2012（日本）	59, ≤12	单焦框架镜	非随机对照	27.1	角膜塑形组：0.99±0.47 对照组：1.41±0.68	30	角膜塑形组：10.04±1.43 对照组：9.95±1.59	角膜塑形组：[-1.89±0.82] 对照组：[-1.83±1.06]
Santodomingo et al. 2012（西班牙）	61, 6~12	单焦框架镜	非随机对照	13.1	角膜塑形组：0.47 对照组：0.69	32	角膜塑形组：9.9±1.6 对照组：9.9±1.9	角膜塑形组：[-2.15±1.12] 对照组：[-2.08±1.23]
Cho and Cheung, 2012（中国香港）	102, 6~10	单焦框架镜	随机对照	23.5	角膜塑形组：0.36±0.24 对照组：0.63±0.26	43	角膜塑形组：9.4±1.4 对照组：8.9±1.6	角膜塑形组：[-2.05±0.72] 对照组：[-2.23±0.84]

续表

研究者（国家或地区）	样本量（年龄范围/岁）	对照组	研究设计（研究时长，年）	随访丢失率/%	眼轴增长/mm	眼轴增长减缓率/%	基线（年龄/岁）	基线（近视等效球镜度/D）
Chen et al, 2013（中国香港）	80, 6～12	单焦框架镜	非随机对照	27.5	角膜塑形组：0.31±0.27 对照组：0.64±0.31	52	角膜塑形组：9.4±1.4 对照组：8.9±1.6	角膜塑形组：[−2.46±1.32] 对照组：[−2.04±1.09]
Charm and Cho, 2013（中国香港）	52, 8～11	单焦框架镜	随机对照	46.2	角膜塑形组：0.19±0.21 对照组：0.51±0.32	63	角膜塑形组：中位数10 范围9.0～11.0 对照组：中位数10 范围8.0～11.0	角膜塑形组：中位数6.50 范围6.0～8.30 对照组：中位数6.13 范围5.0～8.30
Swarbrick et al, 2015（澳大利亚）	32, 8～16	硬性透气性接触镜（RGP）	对侧眼随机交叉	25.0	阶段1 角膜塑形组：−0.02±0.05 对照组：0.04±0.06 阶段2 角膜塑形组：−0.04±0.08 对照组：0.09±0.09	—	13.4±1.9	阶段1 角膜塑形组：−2.43±0.98 RGP：−2.39±0.93 阶段2 角膜塑形组：−2.60±1.21 RGP：−2.22±1.10
Patun et al, 2015（西班牙）	70, 9～16	单焦框架镜	非随机对照	44.3	角膜塑形组：0.32±0.20 对照组：0.52±0.22	38	角膜塑形组：12.27±1.76 对照组：13.09±2.79	角膜塑形组：[−3.51±2.13] 对照组：[−3.61±0.98]

角膜塑形镜的近视控制效果对中度近视（-1.25 ～-4.00D）和瞳孔较大的儿童效果最好。低度近视者可能是由于塑形后产生的周边近视性离焦比较少；而高度近视者可能是因为出于安全性考虑，无法完全矫正近视，日间裸眼仍会残余近视所造成近视控制效果相对差。

在最近我国的一项研究中，角膜塑形镜在低度近视（≥-3.00D）、中度近视（<-3.00D～-6.00D）和高度近视（≤-6.00D）组的近视控制效果相当，分别为49%、59% 和46%，说明其控制近视的效果不受屈光度影响，对低度近视也具有良好的控制效果。

2. 角膜塑形的近视控制效果随年龄增加呈现下降趋势

但研究也发现，配戴角膜塑形镜后的近视控制效果（控制率）会随年龄增加呈现逐渐下降趋势（彩图 4-2-4）。这可能是因为，随年龄增加近视本身进展速度就会相对变慢，而近视控制率也就相对变差了。但总体近视近视速度仍然表现为"变慢"。

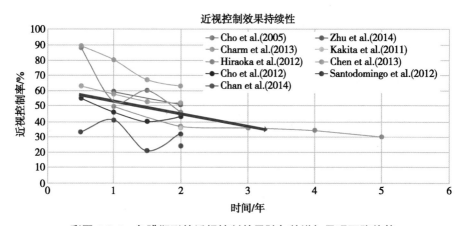

彩图 4-2-4　角膜塑形的近视控制效果随年龄增加呈现下降趋势

3. 部分塑形也有近视控制作用

Pauline cho（2013）的研究发现对于中高度近视儿童，即使只对近视部分塑形，日间戴一副低度的框架眼镜矫正残余的近视仍然有明显的（控制率63%）近视控制作用（图 4-2-5）。虽然日间还需要戴一副框架眼镜，但原来无法做角膜塑形的高度近视儿童也可以享受角膜塑形带来的近视控制便利了。而且日间戴的低度近视镜比原来的眼镜也更轻、更薄、更美观，即使不戴框架镜，裸眼视力也比原来大幅提升。

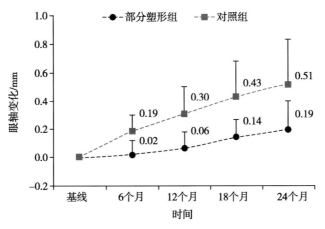

图 4-2-5 部分塑形也有近视控制作用

4. 环曲面塑形镜可以处理散光大的患者并有同样好的近视控制率

环曲面设计（toric 设计）的塑形镜的出现，可以解决散光近视患者塑形后容易偏位的问题（彩图 4-2-6）。TO-SEE（Toric Orthokeratology-Slowing Eyeball Elongation）的研究发现使用环曲面塑形镜的散光患者不但能获得

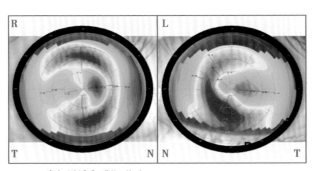

常规设计角膜塑形后

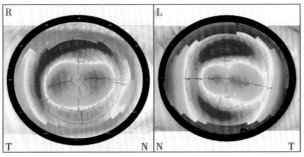

环曲面设计角膜塑形后

彩图 4-2-6 环曲面塑形镜可以改善大散光患者的镜片定位

较好的日间视力和视觉质量,而且近视控制效果同样很好。该研究中近视儿童散光量为 1.25～3.50D,对照组为单焦框架眼镜。2 年眼轴增长量明显低于对照组,分别为 0.30mm 和 0.64mm,OK 镜组的眼轴增长控制率相对于对照组为 52%。而且,近视进展与基线的散光量无相关性,说明矫正后的中高度散光不是刺激近视进展的原因。

5. OK 镜停戴后的近视反弹效应

Cho 和 Cheung 在 DOEE(2017)的研究中,第一组(停戴 OK 组)配戴角膜塑形镜片 24 个月后停用镜片 7 个月改配戴单焦点框架眼镜(阶段Ⅰ),之后再重新配戴角膜塑形镜 7 个月(阶段Ⅱ)。第二组为戴单焦点框架镜的对照组。在最初的 2 年近视控制研究中,与戴框架眼镜的人相比,停止戴角膜塑形镜会导致眼轴更快地增加(图 4-2-7,阶段Ⅰ中停戴 OK 组的斜率变大,表示眼轴增长变快)。恢复戴角膜塑形镜后,眼轴增长再次减慢(图 4-2-7,阶段Ⅱ中停戴 OK 组重新戴镜 OK 后斜率变小,表示眼轴增长又减缓了)。这项研究表明,OK 镜片有一定的反弹效应,如果停戴半年后眼轴增长加快,近视仍在进展,可以考虑继续配戴 OK 镜。

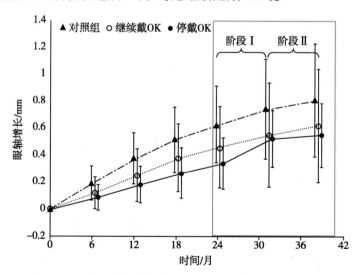

图 4-2-7　DOEE 的研究发现停戴角膜塑形镜后近视会增长更快一些(反弹效应)

6. 角膜塑形的微生物感染风险

2001～2008 年,有超过 100 例因角膜塑形造成的感染性角膜炎(包括细菌性和棘阿米巴性)报道。而在近年来(2005～2015 年)对角膜塑形研究文献的报道中,虽然角膜塑形的不良反应大于对照组,但是都是一些轻度的并发症（图4-2-8），多数是2级以下的下方角膜上皮脱落和着色（轻度）、轻度结膜充血等，而且在短期停戴后就能够迅速恢复正常。近年来的文献研究未发现因配戴角膜塑形镜造成的严重并发症，也无角膜炎的报道。

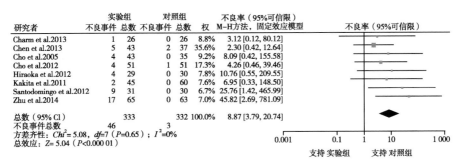

图4-2-8 角膜塑形组和对照组的不良反应发生情况对比

Bullimore等（2013）对1 317例夜戴型角膜塑形镜配戴者进行了调查，8例浸润性角膜炎事件中6例发生于儿童，677例儿童配戴者中2例发生微生物性角膜炎。微生物性角膜炎的估计发病率为7.7/10 000（全部）和13.9/10 000（儿童），与每日配戴硬性透氧性角膜接触镜（RGP，1.2/10 000）和长期配戴软性角膜接触镜（13.3/10 000～19.5/10 000）微生物性角膜炎发病率相似（表4-2-2）。目前我国角膜塑形镜配戴者以青少年和儿童为主，13.9/10 000的微生物性角膜炎发病率虽然不算高，但每年几十万人次的绝对验配人群长期配戴，潜在的风险还是需要重视的。

表4-2-2 配戴不同接触镜的微生物性角膜炎发病率

	微生物性角膜炎发生率 （10 000例/y）	微生物性角膜炎，视力 下降2行以上
日戴RGP	1.2	0
日抛软镜	2	0
日戴硅水凝胶	1.2	1.1
连续过夜配戴硅水凝胶 （Stapleton et al，2008）	25	2.5
儿童日戴型2月抛硅水凝胶 配戴超过2年 （Sankaridurg et al，2013）	0	0
儿童夜戴角膜塑形	13.9	0
成人夜戴角膜塑形 （Bullimore et al，2013）	0	0

回顾以往的文献报道,角膜塑形镜相关的细菌性角膜炎与患者性别、配戴前近视的度数及镜片的品牌关系不大,而是与验配者和配戴者缺乏培训和教育、不正确的配戴方式、护理不当和随访不及时相关,所以该问题的防范在于规范的验配和护理、对配戴者与家长的宣教、准时的随访检查和及时的并发症处理。

在角膜塑形镜的使用中需要规范操作,如塑形镜验配的正确宣教,合适的设备,严格的随访安排,要提升角膜塑型的专业水平,减少并发症和其他相关问题等,这样才能最大化避免和减少微生物感染风险。

7. 角膜塑形的镜片寿命

目前角膜塑形生产商推荐的镜片更换周期为一年,我国配戴者一般都配戴 1.5~2 年更换。我们在临床实践中发现,如果镜片超过一年的,一定要注意定期复诊,观察塑形效果的变化,如果地形图表现变化的,可能是镜片参数已经发生了改变、需要更换了。如彩图 4-2-9 所示:一个患者连续配戴角膜塑形镜,在第 15 个月复诊时,地形图都表现很好,日间视力佳,但第 16 个月后,日间视力下降到 0.3,地形图也没有"牛眼环"了。这可能是镜片发生了变形,不再适用。当看到这样的情况时,就需要更换镜片,重新验配。

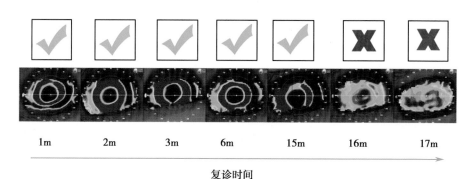

彩图 4-2-9　连续戴镜第 15 个月后,塑形后地形图发生了变化

8. 角膜塑形对调节、双眼视觉的影响

与框架眼镜相比,配戴接触镜能大幅减少双眼不等像,减少柱镜的"变形"效果,能减少因为眼球转动带来的额外棱镜效果,能获得比框架镜好得多的视觉质量。角膜塑形也是接触镜技术,同样能获得这些优势。

最近的研究发现与戴框架镜相比,中、低度近视者配戴角膜塑形镜后能减少调节滞后,减少过高的 AC/A(Ren 2016)。与软性接触镜相比,角膜塑形者趋于外隐斜和低调节滞后(Gifford)。但这种效应多出现在配戴的头 3 个月。还有一些研究发现戴角膜塑形镜能提高调节幅度,调节灵活度、减少调节滞后。

所以角膜塑形对调节,对双眼视觉的影响和改变可能也是能控制近视进展的机制之一。

二、多焦点接触镜

角膜塑形镜有近视控制作用的主流学说认为塑形后角膜会产生一种特殊的形态,这种形态会让周边视网膜形成近视性离焦状态(见图 4-2-2)。那能否把接触镜的前表面也做成类似塑形后角膜的形态,当配戴这样的接触镜时也能获得与角膜塑形同样原理的近视控制作用?可以,这就是多焦点接触镜,包括多焦点软性接触镜(以下简称多焦软镜)和多焦点硬性透气性角膜接触镜(以下简称多焦 RGP)。因为角膜接触镜可随眼球的转动而一直位于角膜中央前表面,所以接触镜是形成周边 360° 近视性离焦的理想选择。

(一)多焦软性接触镜

1. 多焦软镜的设计

目前主流用于近视控制的多焦软性接触镜有三类设计。一类是周边光度渐变的多焦软镜,一类是正性附加光度与远矫光度交替的同心圆设计接触镜,我国还有一种模拟角膜塑形形态的"软性角膜塑形镜"也属于这一类别(图 4-2-10)。

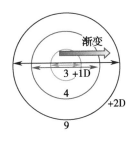

周边光度渐变的多焦软镜

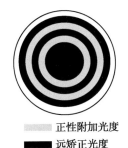

正性附加光度与远矫正光度
交替的同心圆设计接触镜

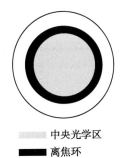

模拟角膜塑形形态的
"软性角膜塑形镜"

图 4-2-10 三种同心圆设计的多焦点软镜示意图

目前多焦软镜的设计差异比较大，不同的品牌、设计不同，这意味着其离焦量、离焦环宽度、直径等都不同，对偏位、近视控制效果、视功能的影响都不同。所以具体的验配适应证和配适情况要根据具体的检查结果和镜片设计来判断。

2. 多焦软镜的近视控制作用

已有不少研究多焦软镜对近视进展的控制作用。表 4-2-3 是不同研究的基线资料，包括采用的多焦软镜设计，试验研究的受试者退出率等。表 4-2-4 是不同多焦点软镜研究中的近视进展和眼轴增长情况。在这些研究中，虽然用屈光度和眼轴评估的近视控制率不同（图 4-2-11），但总的来说，多焦点软镜具有一定的延缓近视进展的作用（约 0.21D/ 年），能控制 25%～50%的眼轴增长（约 0.11mm/ 年），近视控制效率仅次于角膜塑形镜（见图 4-1-6）。

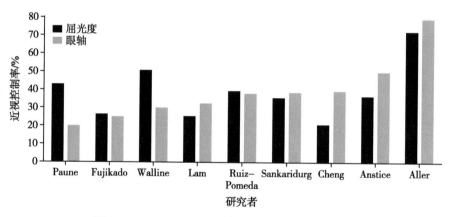

图 4-2-11　用屈光度和眼轴评估的近视控制率不同

值得一提的是，同心圆设计的多焦软镜在眼轴控制上比周边光度渐变的多焦软镜效果好（44.4% 与 31.6%）而在屈光度的控制上，二者差别不大（36.3% 与 36.4%）。Lam et al.（2014）的研究中，平均近视控制率为 25%。近视控制率与戴镜时间正相关，如果儿童每天戴镜时间在 8 小时以上，近视控制率可达到 60%，但如果戴镜时间减少（比如仅部分时间戴镜），则近视控制率下降。研究未报告增加戴镜时间在 8 小时以上的近视控制效率。

3. 多焦软镜的优点

多焦点软镜的验配与普通软性角膜接触镜类似，所以验配相对方便容易，无年龄限制，日戴抛弃型镜片可以减少并发症，提高配戴安全性。

表 4-2-3 不同多焦点软镜研究的基线资料

研究（作者，年份）	国家或地区	研究设计	加光度	随访时间/月	年龄/岁	基线屈光度/D		退出人数/总人数（退出率）	
						实验组	对照组	实验组	对照组
同心圆设计双焦点软镜									
Aller et al. (2016)	美国	随机对照	+0.25~+3.75D	12	8~18	-2.75±1.34	-2.81±1.46	1/39（3%）	0/40（0）
Anstice et al. (2011)	新西兰	随机对照	+2.00D	10	11~14	-2.71±1.10	-2.71±1.10	5/40（13%）	5/40（13%）
Lam et al. (2014)	中国香港	随机对照	+2.50D	24	8~13	-2.90±1.05	-2.80±1.03	46/111（41%）	47/110（43%）
周边光度渐变多焦软镜									
Fujikado et al. (2014)	日本	随机对照	+0.50D	24	6~16	-2.56±0.87	-2.64±0.99	0/11（0）	0/13（0）
walline et al. (2013)	美国	队列研究	+2.00D	24	8~11	-2.24±1.02	-2.35±1.05	13/40（33%）	13/40（33%）
Sankaridurg et al. (2011)	中国	队列研究	+2.00D	12	7~14	-2.24±0.79	-1.99±0.62	15/60（25%）	1/40（2.5%）
Paune et al. (2015)	西班牙	队列研究	+6.00D	24	9~16	-3.76±2.04	-3.11±1.53	11/30（37%）	20/41（49%）
Cheng et al. (2016)	美国	随机对照	+0.175μm	12	8~11	-2.52±1.09	-2.44±0.91	12/64（19%）	6/63（10%）

表 4-2-4　不同多焦点软镜研究中的近视进展和眼轴增长情况

研究（作者，年份）	随访时间/月	近视进展/D			眼轴增长/mm		
		实验组	对照组	近视控制率	实验组	对照组	眼轴控制率
同心圆设计双焦点软镜							
Aller et al. (2016)	12	−0.22±0.34	−0.79±0.43	72%	0.05±0.14	0.24±0.17	79%
Anstice et al. (2011)	10	−0.44±0.33	−0.69±0.38	36%	0.11±0.09	0.22±0.10	50%
Lam et al. (2014)	6	−0.21±0.28a	−0.26±0.33a	19%	0.07±0.11a	0.11±0.12a	36%
	12	−0.36±0.37a	−0.48±0.47a	25%	0.13±0.17a	0.21±0.19a	38%
	18	−0.50±0.43a	−0.71±0.52a	30%	0.20±0.20a	0.29±0.22a	31%
	24	−0.59±0.49	−0.79±0.56	25%	0.25±0.23	0.37±0.24	32%
周边光度渐变多焦软镜							
Fujikado et al. (2014)	12	−0.37±0.33	−0.50±0.18	26%	0.09±0.08	0.17±0.08	47%
Walline et al. (2013)	12	−0.33±0.34	−0.60±0.34	45%	0.15±0.17	0.22±0.17	32%
	24	−0.51±0.31	−1.03±0.31	50%	0.29±0.16	0.41±0.16	29%
Sankaridurget al. (2011)	6	−0.28±0.28	−0.57±0.33	51%	0.09±0.11	0.26±0.12	65%
	12	−0.54±0.37	−0.84±0.47	36%	0.24±0.17	0.39±0.19	38%
Paune et al. (2015)	6	−0.06±0.21	−0.27±0.13	78%	0.13±0.11	0.15±0.09	13%
	12	−0.28±0.38	−0.53±0.25	47%	0.26±0.15	0.28±0.17	7%
	18	−0.39±0.39	−0.80±0.40	51%	0.32±0.19	0.41±0.22	22%
	24	−0.56±0.51	−0.98±0.58	43%	0.38±0.21	0.52±0.22	27%
Cheng et al. (2016)	6	−0.19±0.28a	−0.39±0.33a	51%	0.06±0.10a	0.17±0.10a	65%
	12	−0.55±0.41a	−0.68±0.52a	19%	0.23±0.15a	0.37±0.16a	38%

多焦软镜近视光度可以做到 −8.00～−10.00D（国外甚至可以做到 −20.00D），对于过平坦的角膜和眼睑紧的患者也适用，适用于无法接受角膜塑形或角膜塑形无法获得理想配适者。

患者不容易区分多焦点软镜与常规软镜，适合做临床随机对照双盲研究，可获得更加充分的临床证据资料。

如视频 4-2-1 所示：患者配戴多焦点软镜的动态图，由于多焦软镜是环状的"多焦点"设计，所以可以看到虹膜上有环状阴影投影。

视频 4-2-1
配戴多焦点
软镜的动态
图像

配戴多焦软镜后做角膜地形图，可以看到角膜地形图的变化与角膜塑形后类似（彩图 4-2-12）。

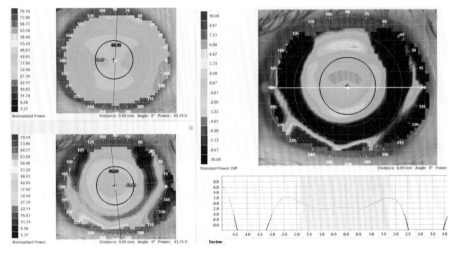

彩图 4-2-12　戴多焦软镜后的角膜地形图（切线差异图）

彩图 4-2-13 中是配戴两种不同设计的多焦软镜后的切线差异地形图。可以看出二者设计差异还是很大的：A 设计的中央光学区小（2.5mm）、离焦环提供的离焦量约 2.25D；B 设计中的中央光学区大（3.87mm）、离焦环提供的离焦量约 15D。

理论上高离焦量（更大的近视性离焦）和小中央光学区（更多的近视性离焦光线进入眼内）对近视控制有利，但二者难以同时"兼得"。

我们猜想当中央光学区小（离焦环直径小）的时候，更多的通过离焦环产生的近视性离焦光线进入眼内而且是会在靠近黄斑区的中央视网膜处成像，所以采用较小的离焦量以避免过高的高阶像差带来的视觉质量下降和眩光。而如果中央光学区大（离焦环直径大）的时候，通过离焦环产生的近视性离焦光线会在靠近周边的视网膜处成像。采用较大的离焦量虽然带来较高的高阶像差，但因为是在相对比较周边的视网膜成像，引起的视觉质量下降和眩光不会明显。但当瞳孔小的时候会阻挡更多的周边离焦环产生的近视性离焦光线进入眼内，可能对近视控制效果有影响。

不同的镜片设计差异主要体现在离焦量和光学区直径的大小，而相应的近视控制效果也有不同。如何平衡二者获得最优的近视控制效果还需要进一步临床研究。

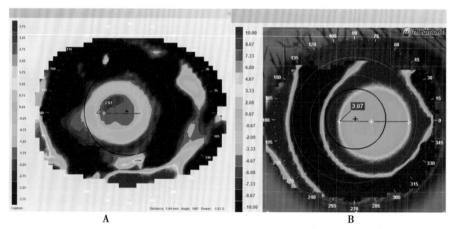

彩图4-2-13　戴不同设计的多焦软镜后的角膜地形图（切线差异图）

4. 多焦软镜的缺点

软镜的散光矫正能力比较差，一般适合矫正1.00D以内的散光。虽然现在有复曲面的多焦软镜设计可以矫正和配适更高的散光，但只有月抛型的镜片有复曲面设计，安全性不如日抛型的镜片。而且目前还未见权威的toric设计多焦点软性接触镜（散光多焦软镜）的近视控制效率临床研究报告。

多焦设计意味着在瞳孔内可能会出现多个光度，这就会影响视觉质量。比如周边离焦设计镜片会导致外周视野模糊，我们的临床观察也发现部分配戴者无法耐受。Pete（2013）对比了不同设计的多焦点软镜的戴镜视觉质量，发现在高对比度下，视觉质量都不受影响；但在低对比度下，其视觉质量都会显著下降。

同时，多焦软镜的直径比较大，一般都在14mm左右，会覆盖到角膜以外的巩膜。而人眼鼻侧、颞侧的巩膜的高度差异比较大（一般鼻侧比颞侧高），这就可能会影响镜片光学中心的定位。而多数多焦软镜的光学区相对较小，当遇到鼻颞侧巩膜不对称的情况时，镜片中心定位不佳，就会形成类似角膜塑形配戴偏位的情况（颞下方偏位比较常见），近视控制效果可能会下降。在 kappa 角（光轴和视轴的夹角）比较大的患者中，这种效应会更加明显，而且配戴者的视觉质量和矫正视力都会明显降低。如彩图 4-2-14所示：右眼戴多焦软镜的患者就出现了镜片的偏位，可以看到在角膜以外的镜片边缘面积不同，镜片向颞下方偏位。

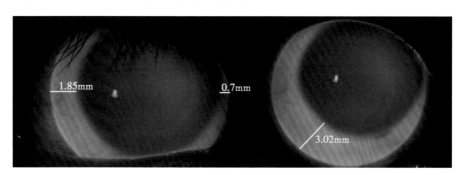

彩图 4-2-14　多焦软镜镜片偏位

　　镜片偏位时，多焦区域会出现在瞳孔中心。多焦区域的光度是有正镜附加的，配戴者从瞳孔区的多焦区域看出去时，近视是欠矫正、视物不清的。如果没有发现偏位而是通过增加在瞳孔中心多焦区域的负镜光度来提高矫正视力时，会形成镜片中心远矫正区域的负镜过矫正，而严重影响近视控制效果，甚至还会促进近视进展（彩图 4-2-15）。

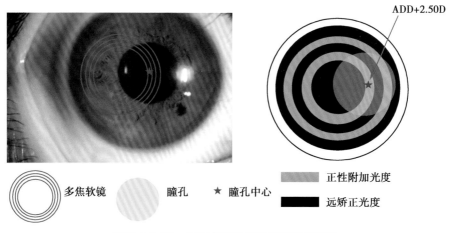

彩图 4-2-15　多焦点软性接触镜偏位示意图

此外，多焦设计对配戴者的双眼视觉功能可能也有影响，同样还需要进一步的临床研究。

5. 多焦软镜的适应证和禁忌证

适应证：①等效球镜度≤−0.75D 近视儿童青少年，散光 <1.00D，球柱镜比 >3∶1；②近视度数增加≥0.75D/ 年的近视儿童青少年；③能够理解软性接触镜的作用机制及潜在的问题和矫治的局限性；④动机明确并依从性好，有良好的卫生习惯，能按医嘱定期复诊。

禁忌证：除一般软性角膜接触镜禁忌证外，还包括对多焦点软镜的认识上存在误区，期望值过高或不切实际者。

（二）多焦 RGP

1. 多焦 RGP 的设计

如果把多焦设计在 RGP 的前表面，镜片在不同的区域有不同的光度，我们称为前表面设计的多焦 RGP，其后表面的设计如常规 RGP。如果把 RGP 后表面设计成特殊的形状，使得镜片下的泪液分别不均匀，这些不均匀分布的泪液产生的泪液镜正好有不同的光度，即泪液镜形成多焦的效果，我们称为后表面多焦 RGP（图 4-2-16）。

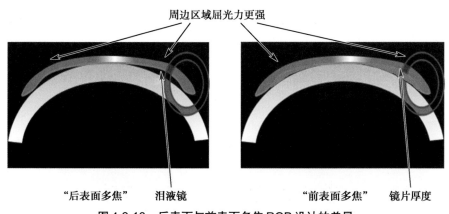

周边区域屈光力更强

"后表面多焦"   泪液镜   "前表面多焦"   镜片厚度

图 4-2-16   后表面与前表面多焦 RGP 设计的差异

用于近视控制的多焦 RGP 的直径一般都比常规 RGP 大，其直径常常 10.0～11.0mm。大直径的设计可以避免镜片活动度过大，镜片活动过多，能稳定镜片活动度，在视网膜周边形成稳定的近视性离焦。

如视频 4-2-2 所示：配戴前表面设计多焦 RGP 的荧光评估视频，由于多焦设计在前表面，所以 RGP 配适与常规 RGP 类似。多焦 RGP 的镜片直径较大，但仍然有良好的镜下泪液交换。

　　彩图 4-2-17 是配戴后表面设计多焦 RGP 的荧光评估图，与配戴角膜塑形镜的荧光评估图类似：中央镜与角膜轻度接触表现为无荧光的暗区，而周边镜片与角膜间间隙大形成环形的荧光充盈区，环形离焦环形成周边近视性离焦的作用。

视频 4-2-2 配戴前表面设计多焦 RGP 的荧光评估

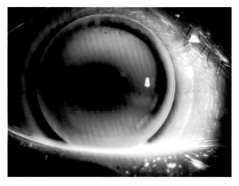

彩图 4-2-17　配戴后表面设计多焦 RGP 后的荧光评估图

　　如视频 4-2-3 所示：配戴后表面设计多焦 RGP 的荧光评估视频，多焦 RGP 随每次瞬目而活动，有良好的镜下泪液交换。

　　Pauné（2015）发现多焦 RGP 可以明显诱导周边近视性离焦（图 4-2-18），配戴多焦 RGP 后，鼻颞侧的周边屈光度都是负值，即形成了近视性离焦。

视频 4-2-3 配戴后表面设计多焦 RGP 的荧光评估

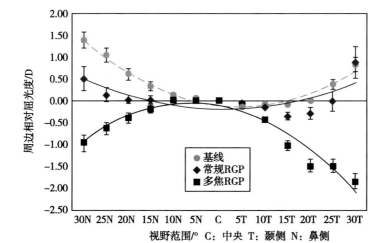

图 4-2-18　多焦 RGP 也可以诱导周边近视性离焦

配戴多焦 RGP 后再做角膜地形图，可以看到形成类似角膜塑形后的改变，出现了"牛眼"（离焦环）的形态（彩图 4-2-19）。

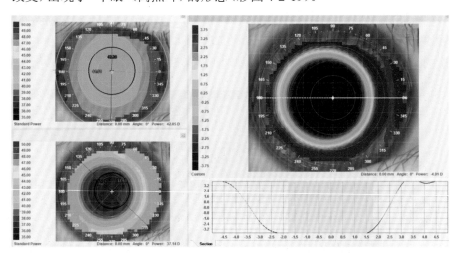

彩图 4-2-19　戴多焦点 RGP 后差异地形图可以看到明显的离焦环效果

多焦 RGP 在近视控制中的应用还比较新，其设计和近视控制原理与多焦软镜相同，然而目前还未见有权威的文章对其近视控制效果的量化研究。

2. 多焦 RGP 的验配特点

多焦 RGP 的验配方法、流程都与常规 RGP 类似。但要注意因为有多焦设计，戴镜验光时镜片位置变化会造成瞳孔区的镜片光度变化。如果镜片活动度过大或定位不佳时，离焦区进入到瞳孔区会造成复杂的屈光状态，这意味着戴镜验光时要特别注意。如彩图 4-2-20 所示：患者戴多焦 RGP 试戴镜后，镜片明显向颞上方偏位，在差异地形图中可以看到多焦环形区域明显偏离瞳孔区，表现为在瞳孔区引入了不规则散光。在这样的情况下做戴镜验光是不准确的，所以多焦 RGP 的验配与角膜塑形都一样，镜片定位非常重要，要先确定镜片配适合理，定位稳定，再做戴镜验光。

对于以角膜散光为主而且散光形态是边到边（limbustolimbus）的、散光量比较大的患者，可以做后复曲面设计的多焦 RGP。通过采集角膜曲率、角膜地形图、足矫验光结果用计算法做验配，具体方法与常规后复曲面 RGP 的验配方法类似。具体可参考《硬性角膜接触镜验配跟我学》（第 2 版）一书。

（三）多焦点接触镜与角膜塑形镜的特点比较

多焦点接触镜的设计原理类似于角膜塑形镜，拓宽了近视防控的适应

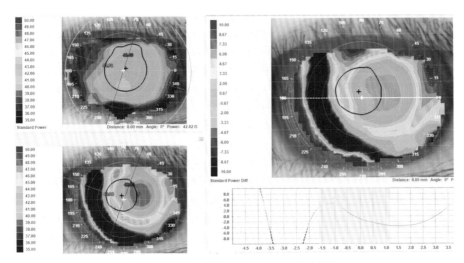

彩图 4-2-20　配戴多焦 RGP 后镜片偏位

证，很多不合适做角膜塑形的儿童可以选择多焦点接触镜做近视控制。多焦点软镜与多焦 RGP 各有特点，三者各有优缺点，对比整理如表 4-2-5。

表 4-2-5　角膜塑形、多焦点软镜与多焦 RGP 的比较

	角膜塑形	多焦点软镜	多焦 RGP
近视矫正范围	一般只能矫正 −6.00D 以内近视	光度可以做到 −10.00D	光度可以做到 −20.00D
散光矫正	有复曲面设计，能矫正一定量角膜散光	常规的球面镜片只能矫正 −1.00D 以内的散光（日抛），复曲面设计只有月抛型设计	复曲面设计能矫正更大的角膜散光
日间是否需要戴镜	日间不用戴镜	日间需要戴镜	日间需要戴镜
角膜曲率和眼睑对配适的影响	角膜曲率和眼睑对配适的影响大，过平／过陡的角膜和过紧、过小的眼睑不适合	对于过于平坦的角膜和眼睑比较紧的患者也适用	角膜曲率和眼睑对配适的影响比角膜塑形小
过敏性结膜炎和干眼	过敏性结膜炎和干眼发生率相对低	过敏性结膜炎和干眼发生率相对高	过敏性结膜炎和干眼发生率相对低
视觉质量	视觉质量相对好	眩光、对比敏感度下降	无临床研究数据
日常护理	都需要日常护理		
微生物感染风险	儿童戴角膜塑形的感染风险为 13.9/（10 000 例·年）	日戴硅水凝胶软镜的感染风险为 2.0/（10 000 例·年）	常规 RGP 感染风险为 1.2/（10 000 例·年）

三、特殊设计的框架眼镜

一般把常规单焦点框架眼镜作为近视控制的对照基准,所以不讨论单焦点框架眼镜的近视控制效果。用于近视控制的特殊设计框架眼镜,常常是在近视控制的"第二线",主要针对接触镜抗拒、不愿意戴接触镜或不重视近视进展的人群。

(一)双焦镜/渐变多焦点镜

有学者认为近视是由于长时间的调节导致视网膜成像模糊而导致,所以如果能让眼睛看近时用光学工具来减少调节可能可以控制近视进展。双焦镜/渐变多焦点镜是最早广泛用于控制近视进展的眼镜。配戴双焦镜/渐变多焦点镜看近时,眼球向下转动,视线从下方的附带有正镜光度的区域看出去,正镜减少了调节刺激,从而减少了眼的调节。

一项大规模的前瞻性、多中心临床试验研究(COMET 研究,The Correction of Myopia Evaluation Trial)发现,第一年渐变多焦点镜可将近视的进展减缓20%;然而在第 2 年至第 4 年则显著降低。总体近视少增长了0.2D/年,虽然差异有统计学意义但没有临床应用意义。研究发现双焦镜/渐变多焦点镜对近距内隐斜或明显调节滞后的儿童的近视进展控制更有效。所以,现在临床仅对近距内隐斜或明显调节滞后的儿童采用双焦镜/渐变多焦点镜作为近视控制的手段。

(二)双光棱镜(棱镜下加光镜)

Cheng 等人(2013)研究了一组亚裔加拿大儿童戴 3$^\triangle$底在内的棱镜(3$^\triangle$BI)与 +1.50D 正镜下加光组合的眼镜(称为双光棱镜或棱镜下加光镜)与常规单焦点眼镜的对比,发现近视的进展速度降低了40%。作者认为戴棱镜下加光眼镜的儿童看近时调节刺激和辐辏刺激都减少了,这有利于近视控制。但有学者认为这项研究没有采用盲法进行,其提供的证据还比较弱。棱镜下加光镜的相关临床研究还比较少,目前能查到的 SCI 收录的相关研究文章仅有 Cheng 等人的研究,还需要进一步研究其近视控制的效率。

(三)减少周边远视性离焦的框架镜

Padmaja(2010)的研究发现减少周边远视性离焦设计的框架眼镜对父母是近视的儿童的近视控制率是30% 左右。张勇(2016)认为,减少旁中心远视性离焦的框架镜儿童的近视控制率是40% 左右。

减少周边远视性离焦的框架镜相关临床研究还不多，但框架镜不能随眼球运动而转动，难以一直保持周边良好的近视性离焦效果，就近视控制效果而言接触镜会是更好的选择。

（四）多点近视离焦框架眼镜

多点近视离焦框架镜的设计中，中间六边形以及外围一圈的空白区是全矫区域，中周部的马蜂窝状的环形区域称离焦环区（图4-2-21），该区由396个直径1mm、间隙0.5mm的+3.50D微透镜组成，所以离焦环区的每一个微透镜的度数都是在远用光度上增加+3.50D。戴镜时近视性离焦区域的蜂窝状的光度会在视网膜上形成对应的近视性离焦。

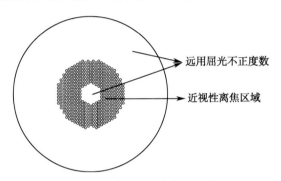

远用屈光不正度数

近视性离焦区域

图 4-2-21　多点近视离焦框架镜的设计

香港理工大学的研究发现多点近视离焦框架镜的近视控制率为52%，眼轴控制率为62%。一些前期研究发现戴多点近视离焦框架镜后，视觉质量会有一定量的影响，戴镜后最佳矫正视力平均下降1～1.5行，这可能与中周部的马蜂窝状多焦设计有关。

多点近视离焦框架镜2018年9月才进入中国市场，目前还没有我国的临床研究结果发表。

（五）近视欠矫

本章第一节中详细阐述过，目前主流的观点仍然是近视应足矫正，而不应该欠矫。

第三节　低浓度阿托品滴眼液

已经有非常多的临床研究证据表明阿托品对儿童近视控制的有效性，而且浓度越高近视防控效果越好，但浓度越高副作用也越大，停用后近视反弹也越严重。

我国药监局还未批准低浓度阿托品作为控制儿童近视进展使用。

一、阿托品和其近视控制作用的可能机制

阿托品是一种非选择性的胆碱能 M 型受体（毒蕈碱受体）拮抗剂，在眼科临床上多用于解除调节痉挛和散瞳等。阿托品滴眼液控制儿童近视进展的作用机制尚不明确。

什么是胆碱能 M 型受体?

胆碱能 M 型受体：毒蕈碱能模拟乙酰胆碱对心肌、平滑肌和腺体的刺激作用。所以这些作用称为毒蕈碱样作用（M 样作用），相应的受体称为毒蕈碱受体（M 受体）。它的作用可被阿托品阻断。大多数副交感节后纤维、少数交感节后纤维（引起汗腺分泌和骨骼肌血管舒张的舒血管纤维）所支配的效应器细胞膜上的胆碱能受体都是 M 受体。当乙酰胆碱作用于这些受体时，可产生一系列自主神经节后胆碱能纤维兴奋的效应，包括心脏活动的抑制、支气管平滑肌的收缩、胃肠平滑肌的收缩、膀胱逼尿肌的收缩、虹膜环行肌的收缩、消化腺分泌的增加，以及汗腺分泌的增加和骨骼肌血管的舒张等。

目前认为阿托品并非通过放松调节的机制控制近视，其控制近视进展的可能机制是通过直接作用于视网膜和巩膜的 M1 和 M4 受体来实现。其次，阿托品可能是通过非蕈碱作用抑制巩膜成纤维细胞糖胺聚糖的合成。

阿托品并非通过放松调节的机制控制近视的证据：

（1）鸟类的睫状肌是横纹肌，调节作用不受阿托品影响，但试验表明阿托品仍然可以有效控制小鸡近视模型的近视进展，所以阿托品控制近视不是因为其对调节的抑制作用。

（2）研究发现阿托品在抑制近视进展期间，巩膜的形态学变化比较明显，巩膜神经纤维层增厚，而软骨层变薄（鸟类眼球壁有软骨组织），所以认为阿托品是通过巩膜纤维层发挥控制近视作用。

二、阿托品近视控制的临床研究

回顾性研究发现 1% 浓度的阿托品滴眼液对近视的控制效率高达 80%。使用阿托品时最常见的副作用是瞳孔扩张和调节麻痹。瞳孔扩张会导致畏光，可以日间使用光致变色镜或墨镜减少畏光症状。调节麻痹可以

使用双焦镜或者渐变多焦镜来补偿调节。

有很多研究评估了阿托品的剂量与延缓近视进展的关系。Shih 等人（1999）评估了不同剂量的阿托品对 200 名儿童（6～13 岁）的影响，这些儿童随机分组，每夜给药一次，剂量分别为 0.5%、0.25%、0.1% 阿托品或 0.5% 托吡卡胺（对照组）。0.5% 阿托品组近视平均进展（0.04±0.63）D/ 年，0.25% 阿托品组近视平均进展（0.45±0.55）D/ 年，0.1% 阿托品组近视平均进展（0.47±0.91）D/ 年，对照组近视平均进展（1.06±0.61）D/ 年。在 2 年治疗结束时，0.5% 阿托品组 61% 的儿童无近视进展，0.25% 阿托品组 49% 无近视进展，0.1% 阿托品组 42% 无近视进展（彩图 4-3-1）。提示阿托品的近视控制效果有明显的剂量效应，浓度越高近视控制效果越好。

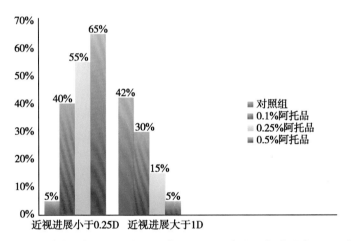

彩图 4-3-1　不同浓度阿托品组近视进展少于 0.25D/ 年和近视进展大于 1D/ 年的比例

Chia A 等（2016）在"阿托品控制近视的 5 年临床研究"（Five-Year Clinical Trial on Atropine for the Treatment of Myopia，ATOM）对阿托品的近视控制作用进行了连续 5 年的观察（图 4-3-2）。

在 ATOM 的前 2 年的研究中（ATOM1）有一个有趣的发现：如果只看眼轴的变化，0.01% 阿托品和对照组是无差异的，但睫状肌麻痹后等效球镜度变化量却差异明显（彩图 4-3-3），近视控制效果明显。但作者并未解释为什么眼轴变化与睫状肌麻痹后等效球镜度变化不对应。

该研究中，没有严重副作用发生。其他阿托品研究报道也未见严重副作用发生。长期使用阿托品患者的视网膜电图（视网膜电图是早期视网膜损伤的敏感指标）也正常。

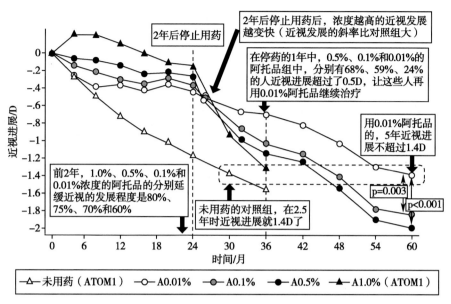

图 4-3-2 阿托品控制近视的 5 年临床研究（ATOM）

使用不同浓度阿托品2年后眼轴和睫状肌麻痹后等效球镜度变化量

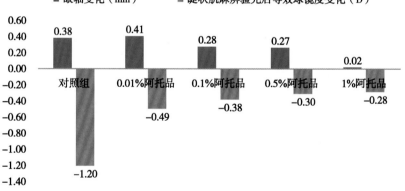

彩图 4-3-3 ATOM1 中使用不同浓度阿托品 2 年后眼轴和睫状肌麻痹后等效球镜度变化量

三、阿托品的近视控制有不应答情况

然而临床上也观察到有一些患者使用阿托品后没有表现出近视控制作用，（2011 年中国台湾省的研究显示 45% 的儿童使用 0.05% 阿托品后近视 6 个月增加了 0.5D 以上，即 1.0D 以上 / 年），汇总为表 4-3-1，这些对阿托品治疗效果不佳患者的共性是：年龄相对小，父母双方均近视、近视程度较高。所以，阿托品对近视控制的应答率个体差异也比较大。

表4-3-1　阿托品近视控制效果不佳率

作者及年份	阿托品对近视控制不良的情况	阿托品浓度组
shih, et al, 2001	10.6% 无效果	0.50%
shih, et al, 1999	4%，近视进展量 >1D/ 年	0.50%
	17%，近视进展量 >1D/ 年	0.25%
	33%，近视进展量 >1D/ 年	0.10%
	44%，近视进展量 >1D/ 年	0%（对照组）
wu PC, et al, 2011	45%，6 个月增加了 0.5D 以上	0.05%
	换为 0.1% 阿托品，20% 每年增加 0.50D 以上	0.10%
Loh KL, et al, 2015	12% 每年增加 0.50D 以上	1%
Chia A, et al, 2016	4.3%，两年近视进展增加 1.50D 以上	0.50%
	6.4%，两年近视进展增加 1.50D 以上	0.10%
	9.3%，两年近视进展增加 1.50D 以上	0.01%

四、临床建议使用低浓度阿托品作为近视控制手段

Yam（2019）设计了对 438 个 4～12 岁儿童的随机、双盲、对照研究（Low-Concentration Atropine for Myopia Progression Study，LAMP），受试者按 1∶1∶1∶1∶1 的比例随机分配，分别接受 0.05%、0.025%、0.01% 的低浓度阿托品滴眼液或安慰剂滴眼液（对照组），每晚一次，持续一年。与对照组相比，0.05%、0.025%、0.01% 阿托品组对近视屈光度的控制率分别为 67%、43%、27%，对眼轴的控制率分别为 51%、29%、12%。值得一提的是，0.01% 阿托品与对照组的眼轴变化仍然无显著差异（P=0.18）。

结论是：0.05% 的阿托品的近视控制效果最好，睫状肌麻痹后等效球镜度的变化量最少（-0.27D±0.61D，彩图 4-3-4），眼轴增长最慢（0.20mm±0.25mm，彩图 4-3-5），近视进展在 -0.50D/ 年以内的比例最大（69.6%，图 4-3-6）。各组都没有明显副作用出现，也未对日常生活质量产生不良影响。

临床建议使用低浓度阿托品做儿童近视控制。

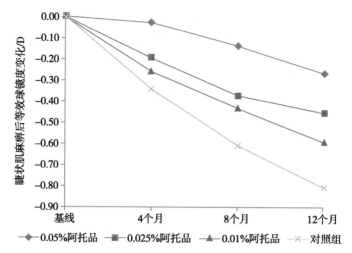

彩图 4-3-4 使用不同低浓度阿托品 1 年,睫状肌麻痹后等效球镜度的变化

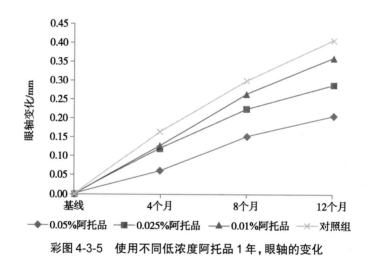

彩图 4-3-5 使用不同低浓度阿托品 1 年,眼轴的变化

五、阿托品做儿童近视控制的临床应用经验

由于白种人与亚洲人的虹膜色素不同,对阿托品的反应不同,虹膜色素少的白种人对阿托品的反应更敏感。欧美国家并未把低浓度阿托品作为儿童近视控制的常规用药(欧美主要使用阿托品作为睫状肌麻痹验光的药物),目前更多的是新加坡和中国台湾在使用。中国台湾使用阿托品作为近视控制手段已有 15 年的历史。目前低浓度阿托品应用于近视还是以

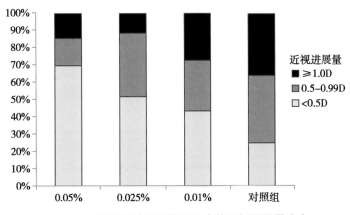

图 4-3-6　不同低浓度阿托品组中的近视进展量分布

亚洲（尤其中国台湾省、新加坡）为主，所以临床应用经验也主要是指对亚洲人群。

中国台湾省应用阿托品作为儿童近视控制的临床经验如下：

1. 基础检查

基础检查、评估应该包括：

（1）详细问诊。

（2）裂隙灯眼底检查。

（3）睫状肌麻痹验光（非常重要，排除"假性近视"）。

（4）近视分类：睫状肌麻痹验光后按等效球镜度（spherical equivalent refractive error，SER）对近视做分类：SER>+0.50D 为远视，+0.50D≥SER>−0.50D 为临界近视，SER≤−0.50D 为近视（临床研究认为小学生睫状肌麻痹验光后 SER<−0.75D 是临界近视，即很快会发生近视）。

2. 对未近视（远视和临界性近视）儿童的近视防控建议

远视和临界性近视的儿童应该注意养成良好的阅读习惯，每天 2 小时的户外活动，避免连续近距离用眼。每半年或一年复查一次（年龄越小复查频率越高）直至 16 岁，观察近视进展的速度。

对于临界近视者，Fang 的研究中对 6～12 岁的儿童使用 0.025% 的阿托品作为近视预防性的使用观察 1 年，其中 24% 的儿童发生了近视，而对照组（未用药）有 54% 的儿童发生了近视。但是目前还缺乏大规模临床试验和跟踪，这种预防性用药的做法带来的收益是否大于可能的风险还未知，因此不建议使用低浓度阿托品预防性使用。

3. 阿托品滴眼液的浓度

阿托品使用的最佳浓度还有待更多的临床研究探索，Cooper（2013）的研究认为，不引起临床症状（临床症状定义为：调节幅度 <5D，瞳孔直径变化≥3mm 和远距矫正后不能阅读 J1 的近距视标）的阿托品滴眼液浓度是 0.025%。但我们认为该临床症状的定义太"宽松"，很多儿童对瞳孔直径扩大和调节变化非常敏感，在远未达到上述定义的临床症状时已经有不适主诉。所以临床上要特别注意对用药的儿童监测调节、近视力和瞳孔变化。

4. 使用阿托品近视控制的医患沟通

需要与家长充分沟通阿托品治疗的目的、检查的流程、各项检查的意义、可能出现的副作用、定期复诊的注意事项，治疗有效的标准。而且阿托品只是缓解近视进展，日间同样需要戴镜屈光矫正，而不能像角膜塑形一样日间不用戴眼镜，对于使用高浓度阿托品的儿童甚至还需要一副额外的阅读镜或验配双光镜 / 渐变镜。

5. 治疗周期

一般需要至少连续 2 年的治疗（最多持续到青春期），并密切观察屈光度的进展，同时足够的户外活动，良好的近距用眼习惯都要保持。

6. 治疗效果

治疗效果与年龄、近视程度、近视进展速度、父母是否近视等都相关。近视进展能控制在 0.5D/ 年以内较为理想。

7. 低浓度阿托品近视控制的治疗策略

一般开始使用 0.01% 阿托品滴眼液，每晚睡前点眼一次。一般 2～3 周后会出现少量的远视化漂移（即近视度数轻度下降），可能与睫状肌基础张力放松有关。所以用药前的基线检查和用药后 2～4 周的复诊记录非常重要。之后每 3 个月复查一次，每次复查都做充分的睫状肌麻痹验光。

定期复诊还包括眼轴测量、裂隙灯眼底检查、泪液分泌测试等，此外还应常规询问 / 检查是否有使用阿托品的全身反应，如眼干、过敏性结膜炎、面红、头痛、心脏不适等问题。在户外时如果畏光，还需要戴帽子、太阳镜 / 变色镜。

8. 低浓度阿托品的治疗流程

（1）一般起始量用 0.01% 的阿托品滴眼液，每晚睡前滴一滴。

（2）每 6 个月复诊，睫状肌麻痹验光，了解屈光度变化，连续观察 2 年。

（3）如果每年近视进展<0.5D 则表示近视进展稳定，2 年后可以停止治疗，但继续观察近视进展情况；如果 2 年后近视进展又变快（近视进展≥0.5D/ 年），则再重新使用 0.01% 阿托品，同时强调户外活动。

（4）如果开始用一段时间后发现近视进展仍然很快（近视进展≥0.5D/ 年）则联合户外活动、角膜塑形镜，或增加阿托品浓度到 0.05%，并一直使用到青春期（一般是 14～16 岁，中国台湾省的一些眼科中心用到 15～18 岁）。

（5）停药时注意逐渐降低阿托品浓度，逐渐减量。浓度越高越需要避免骤停，以避免近视反弹。

如图 4-3-7 所示：总结了中国台湾省的低浓度阿托品临床治疗流程。

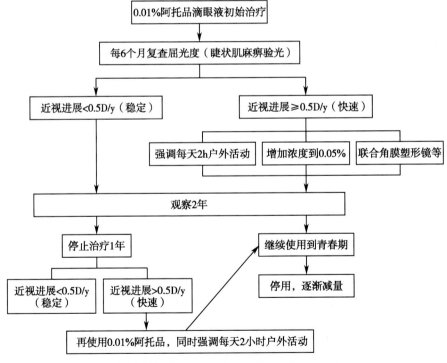

图 4-3-7　低浓度阿托品的临床治疗流程图

六、我们应用阿托品的临床经验

1. 监控调节变化

使用阿托品治疗过程中，仍然需要验配合适的眼镜看远。但要注意如果调节影响较大,造成调节不足,那么看近时焦点就落在视网膜后形成远视性离焦(图4-3-8),而这种情况反而可能会造成近视进展增加。

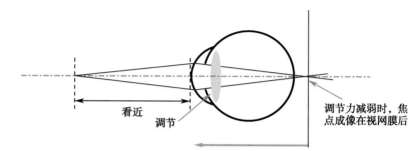

调节力越强,眼的屈光能力越强,焦点向视网膜前的方向移动,反之,调节力弱,则焦点向视网膜后的方向移动

图 4-3-8　调节不足,看近时形成远视性离焦

所以在使用阿托品治疗的过程中监控调节的变化(包括调节幅度、调节灵活度、调节滞后)很重要。如发现使用低浓度阿托品后调节幅度下降,低于最小调节幅度(Hofstetter 最小调节幅度经验公式 =15− 年龄 /4)的按下述原则处理。

使用阿托品后调节下降的处理方案包括:

(1)对于使用低浓度阿托品后,调节力下降明显[调节幅度 <6.0D,按33cm 阅读距离(儿童常用近距阅读距离)调节刺激 3D 的两倍计算——符合至少使用调节幅度一半阅读最舒适原则]的儿童,不建议首先阿托品治疗而建议角膜塑形镜。如一定要使用,增加调节训练,如果调节训练无效,验配双光镜或渐变镜看近。

(2)对于使用低浓度阿托品后,调节力下降,但够用的儿童:6.0D < 调节幅度 <(最小调节幅度 −2D),尝试做调节训练(远近字母表、双面镜)。

(3)需要使用中、高浓度阿托品治疗的儿童,或用药后调节幅度 <5.0D的,还需要验配阅读镜(或双光镜 / 渐变镜)看近。

2. 交替使用高浓度阿托品是否可行

现在也有给儿童双眼轮流使用高浓度阿托品治疗的做法,具体方案是:使用 1% 阿托品凝胶,双眼轮流使用,每周或每 2 周一次(即一周滴左眼、下一周滴右眼,以此类推)。我们认为这种用法有 2 个问题:①单眼睫状肌麻痹,用药眼不能看近,阅读时无双眼视觉,可能会造成外隐斜增加和影响双眼视觉功能和发育；②畏光、眩光等副作用大。——一般不推荐。

3. 监控泪液的变化

临床研究发现长期使用低浓度阿托品可能会导致干眼。所以，我们在实践中还监控泪液分泌（Schirmer's test）、泪膜破裂时间（BUT）和睑板腺（睑板腺红外线照相）的变化。用药过程中，有干眼症状的及时对症处理（人工泪液、热敷按摩睑板腺），必要时停止治疗或改用其他近视控制方案（如角膜塑形镜）。

七、低浓度阿托品滴眼液控制儿童近视进展小结

1．低浓度阿托品对儿童近视进展有控制效果，但个体对药物的应答（疗效）和副作用有较大的差异。

2．由于存在剂量效应，对于近视控制效果不佳的儿童，可以考虑提高滴眼液的使用频率加强近视控制效果，比如从每晚一次提高到每天两次。但目前还需要进一步研究提高阿托品滴眼液的浓度、使用频率和长期使用的副作用间的平衡。

3．低浓度阿托品是需要长期使用的，过程中要监测儿童的调节变化，调节幅度下降少的，可以增加调节训练；调节幅度下降较多的可以验配近用阅读镜或双光镜/渐变镜。

4．监控泪液和睑板腺变化，预防干眼。

5．多数临床研究对象是6～13岁的儿童，提示该年龄段相对适合低浓度阿托品的应用。

6．低浓度阿托品不建议预防性的使用，建议近视 −1.00D 以上才应用。

7．阿托品的使用有相应的适应证，而且目前我国药监局还未批准低浓度阿托品作为控制儿童近视进展使用。

第四节　不同近视干预、控制方法的汇总和比较

2019年3月，中华眼视光学与视觉科学杂志发布的近视管理专家共识（《近视管理白皮书》）提出了对目前不同近视干预、控制方法的共识，本节汇总于表4-4-1。

表 4-4-1　不同近视干预、控制方法比较

		近视控制效率	优点	缺点
框架眼镜	普通框架眼镜	无近视控制作用	方便、经济、安全	运动不方便、外观上部分人不能接受
	渐进多焦点框架眼镜	亚洲儿童青少年配戴渐进多焦框架镜后，眼轴延缓量平均为0.05mm/年，屈光度数延缓量平均为0.17D/年，近视控制效力弱	镜片外观与常规单焦点框架眼镜无差别，患者配戴时依从性较好	①视近时，由于近附加的存在，患者为了保持双眼单视，会增加正融像性集合需求；②患者配戴渐进多焦点框架眼镜后，向下注视的位置偏差是影响其近视控制疗效的关键因素；③调节力正常的患者可能会使用渐进多焦点框架眼镜通道内任意位置视近，从而不能有效利用近附加
	双光镜	亚洲儿童青少年配戴双光镜后，眼轴延缓量平均为0.08mm/年，近视程度延缓量平均为0.26D/年，近视控制效力弱	①镜片视远区与视近区有清晰的分界线，可以提醒患者使用下方的近视区视近，从而更好地利用近附加改善调节反应；②对于一线双光镜，镜片下半部分均含有近附加，视场更大，可使视网膜周边更大范围接受镜片产生的近视离焦	①镜片有明显分界线，外观不美观；②镜片的远用和近用区分界线可能会产生像跳现象；③视近时，由于近附加的存在，患者为了保持双眼单视，会增加正融像性集合需求
	双光棱镜（棱镜下加光镜）	亚洲儿童青少年配戴双光棱镜后，眼轴延缓量平均为0.09mm/年，近视程度延缓量平均为0.34D/年，近视控制效力中等。研究较少，缺乏进一步研究。	①镜片视远区与视近区有清晰的分界线，可以提醒患者使用下方的近用区视近，从而更好地利用近附加改善调节反应；②镜片视近区的BI棱镜可有效补偿近附加所产生的额外融像需求，不干扰患者的调节与双眼视觉功能平衡	①镜片存在分界线，影响镜片外观，新一代双光棱镜的外观设计已有改善；②镜片的远用和近用区分界线会产生像跳现象

续表

		近视控制效率	优点	缺点
框架眼镜	周边离焦设计框架眼镜	亚洲儿童青少年配戴周边离焦设计框架眼镜后，眼轴延缓量平均为 0.05mm/ 年，近视程度延缓量平均为 0.12D/ 年，近视控制效力弱	镜片外观与常规单焦框架眼镜无差别，患者配戴时依从性较好	若视远时，不改变头位，仅转动眼球，此时产生的注视偏差会使中心视力清晰度受到影响，视网膜周边的离焦效应也会发生未知的变化，影响其近视控制效果
	多点近视离焦框架眼镜	亚洲儿童青少年配戴多点近视离焦框架眼镜后，眼轴平均延缓62%，近视程度平均延缓 52%，近视控制效力中等。有待更多临床研究证实	①镜片外观与常规单焦框架眼镜无差别；②瞳孔范围内，远用矫正度数和近视离焦度数面积比例稳定，不因镜片位置改变而发生变化	光线经过镜片中央离焦区后，分解为远用矫正部分和近视离焦部分，使得对比度有所降低
接触镜	多焦点接触镜	多焦点软镜具有一定的延缓近视进展的作用（约 0.21D/ 年），能控制 25%～50% 的眼轴增长（约 0.11mm/ 年），近视控制效力低到中等。 未见多焦点硬性接触镜的相关近视控制结果报道	①年龄无限制；②无法接受角膜塑形镜者；③角膜塑形镜无法获得理想配适者；④儿童青少年配戴可选择日戴抛弃型镜片，可减少并发症的发生，具有良好的安全性	①屈光度数太高无可获得产品，如屈光不正<-10.00D 者；②散光矫正能力差，如角膜散光 >1.50D 者；③由于多焦设计，将影响视觉质量，如周边离焦设计镜片会导致外周视野模糊，部分配戴者无法接受
	软性角膜接触镜	无近视控制作用	美观、容易适应、配戴后运动更方便	长时间不合理配戴可能引起眼部健康问题
	高透氧硬性角膜接触镜	无近视控制作用	视物真实成像质量高，透气性好对散光矫正效果好，尤其是高度近视、不规则角膜等	初戴镜时有异物感，配戴舒适度较差，摘戴护理相对复杂
	角膜塑形镜	多项研究显示角膜塑形镜可有效减缓近视眼眼轴增长，减缓量约为 0.15mm/ 年，近视控制效力中等(0.25～0.50D/ 年)，延缓 35%～60% 近视进展	夜晚配戴，白天裸眼视力较好	价格较贵，护理操作要求高，配戴不当存在并发症风险

续表

		近视控制效率	优点	缺点
药物	低浓度阿托品滴眼液	与未使用药物相比，不同浓度阿托品滴眼液都能使6～14岁儿童青少年近视增长减缓，浓度越高近视控制效果越强，但中高浓度阿托品滴眼液也同时带来更多更明显的副作用。推荐使用浓度为0.01%	每晚睡前使用1次，使用简单	单独使用低浓度阿托品滴眼液对6～12岁儿童青少年眼轴增长的控制作用原理尚不确定，在高浓度使用的情况下停药后近视回退明显

华博恩视觉研究机构（Brien Holden Vision Institute）推出了一个免费使用的（需注册）在线的"近视计算器"（myopia calculator）。这个计算器采用他们的研究数据库（针对亚洲人）和已发表的 meta 分析文章的数据，预测采用不同近视矫正 / 控制手段后的近视发展趋势（图 4-4-1）。只要在网站页面（https://calculator.brienholdenvision.org/）录入儿童的种族、年龄、屈光不正度数、近视防控手段及选择是否采纳同行评审过的文

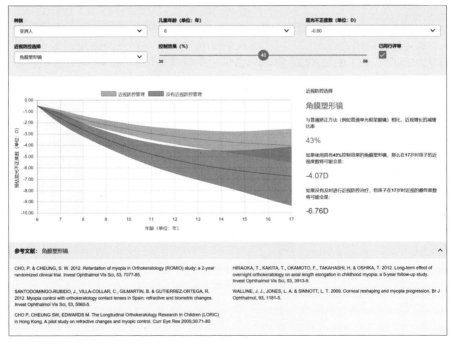

图 4-4-1　华博恩视觉机构的近视计算器

献资料数据（默认选择）做参考，就可以实时显示假设采用/或没有该近视防控管理（近视控制方法）后，按目前循证医学研究证据的控制效率来估计未来几年儿童的近视进展趋势，并提供循证医学研究证据来源（参考文献）。

可选用的近视控制方法包括：多焦软镜（多焦点软性角膜接触镜）、周边离焦框架眼镜、直分界整体双光镜（一线双光镜）、渐进多焦框架眼镜、角膜塑形镜、低浓度阿托品（0.01%～0.05% 药物浓度）、高浓度阿托品（1% 药物浓度）、联合治疗。

推荐视光从业者、近视研究者和家长查询使用。

角膜塑形、多焦点接触镜、渐变多焦框架镜/双焦框架镜/离焦设计框架镜、阿托品滴眼液近视控制的常规复诊时间如表 4-4-2。

表 4-4-2　不同近视控制方法的常规复诊时间安排

角膜塑形	阿托品滴眼液
1 天	4～7 天
4～7 天	1 个月
1 个月	3 个月
3 个月	以后每 6 个月
以后每 6 个月	
多焦点接触镜	**渐变多焦框架镜/双焦框架镜/离焦设计框架镜**
4～7 天	1 个月
1 个月	以后每 6 个月
3 个月	
以后每 6 个月	

第五章 其他近视防控手段

还有一些其他的近视防控手段仍处于研究阶段，还未在临床应用。

一、改进角膜塑形镜和多焦点接触镜的设计

目前已有研究改进角膜塑形设计，增加中周部的角膜曲率、增加周边近视性离焦量；或者把塑形镜中央光学区从 6mm 缩小到 5mm 来增加视网膜周边近视性离焦的暴露，以期望提高近视控制效率。但这些镜片设计改进在塑形后的角膜地形图上并没有明显变化。角膜塑形镜的设计和近视控制率的关系还需要进一步的研究。

同样也有研究尝试改变多焦点接触镜的设计来提高近视控制率。一般认为周边离焦量要比中央大（ADD）+3.00～+4.00D 才能在周边视网膜形成明显近视性离焦，获得好的近视控制效果，但一些高 ADD 的多焦接触镜视觉质量差，儿童难以耐受。

二、7- 甲基黄嘌呤

动物研究发现，口服 7- 甲基黄嘌呤（7-methylxanthine，7-MX）（这是一种咖啡因代谢物）可以减缓兔子、豚鼠和恒河猴的眼轴增长。但目前仅丹麦批准 7-MX 作为一种治疗近视进展的药物，并进行临床研究。目前认为 7-MX 是通过使巩膜胶原纤维增厚和增强而延缓眼轴增长的，相关的研究还很少。7-MX 的滴眼液相关研究还很少，最近的一篇研究是 2017 年国际近视研究大会 IMC 上的一个报告：在恒河猴观察到使用 7-MX 的滴眼液后脉络膜厚度增加近视进展减少。

7- 甲基黄嘌呤（7-MX）是咖啡因代谢物，但如果想靠喝咖啡来达到控制近视的目的，那就不太可能了，因为要达到有近视控制作用的剂量，需要每天喝掉好几升的咖啡……

目前的研究暂未发现 7-MX 会带来明显的副作用。

三、哌仑西平

哌仑西平（Pirenzepine）是选择性 M1 受体阻断剂，其对近视的抑制作用最早于 1991 年提出，在动物试验中得到证实。Tan（2005）在一项针对亚洲人的双盲、随机、对照研究中使用 2% 的哌仑西平凝胶每日 2 次用药，发现与对照组相比 12 个月内近视进展减少 44%，眼轴增长减少 39%。Siatkowski（2008）进行的一项为期 2 年的临床试验中，2% 的哌仑西平减少近视进展 41%。然而在这些研究中，2% 的哌仑西平的副作用比较明显。

哌仑西平对近视的控制作用与阿托品类似。哌仑西平不会影响调节，不是通过抑制调节而起作用，大多数研究者认为，哌仑西平是通过阻断巩膜与视网膜 M4 受体，抑制葡萄糖胺聚糖的降解并增加巩膜厚度，从而阻止玻璃体腔增大，抑制眼轴增长，对角膜曲率并无影响。

四、后巩膜加固术

有学者认为病理性近视造成的并发症，如视网膜脱离、黄斑变性等是由于巩膜不断变薄造成的，那么用手术、交联或注射物的方法加固后巩膜也许可以减少并发症的发生。然而这些方法在人眼还未获得长期、有效的结果。后巩膜加固术主要在东欧、俄罗斯和中国等地开展。

后巩膜加固术还有很多缺点。包括：后巩膜加固术相关并发症非常广泛，这可能是限制其临床应用的主要原因。常见的并发症包括眼睑水肿、球结膜水肿、高眼压、前葡萄膜炎、脉络膜水肿、视神经挫伤、视神经压迫、涡静脉或睫状动脉损伤、球后出血和眼外肌损伤、斜视、视网膜出血和视网膜脱离等。后巩膜加固术是需要在全身麻醉下进行的，对全身状况和麻醉要求高。此外，要想把巩膜植入物精确定位于后极部巩膜，对应黄斑区的位置，是不容易的，如果"垫"不到正确的位置，则起不到减缓眼轴增长的作用。异体巩膜不是理想的材料，目前正研究着生物相容性和生物稳定性更好的人工巩膜植入物材料，以减少感染和排斥的风险。最后，儿童做后巩膜加固术术后，手术区眼周软组织容易发生粘连。如果以后需要二次手术，或者发生高度近视并发症（视网膜裂孔、视网膜脱离）需要再次手术的，粘连会增加二次手术的难度，影响手术效果。

因此，目前后巩膜加固术的术式和材料还有很多不足和缺陷，并发症多，效果不稳定、效果难预测，目前还未被临床广泛认同和开展。

五、控制睡眠和昼夜节律

动物实验发现破坏小鸡的昼夜节律会促进近视进展，也有临床研究发现睡眠不足和昼夜节律紊乱会造成褪黑素的分泌异常，而与近视进展相关。所以，维持正常的生物钟节律可能也是预防/控制近视的手段。

六、季节与近视进展

临床研究发现冬天近视进展较夏天快，这可能是因为夏天白天更长，日光照度更高，户外活动的机会更多，而冬天则正好相反。提示我们在冬天需要加强近视防控，比如加强复诊，提高低浓度阿托品的浓度或增加滴眼的频度等，比如冬天也需要尽量进行户外活动等。

第六章 读懂近视筛查报告

根据教育部等八部门关于印发《综合防控儿童青少年近视实施方案》的通知中"儿童青少年近视筛查规范"的要求，近视判定标准为裸眼视力<5.0且非睫状肌麻痹下电脑验光等效球镜度数<-0.50D；同时，确认为配戴角膜塑形镜的受检者计入近视样本。本章简单介绍如何看懂近视筛查报告。

第一节 如何看懂"非睫状肌麻痹下电脑验光单"

近视筛查的标准有 2 条：裸眼视力<5.0 和非睫状肌麻痹下电脑验光等效球镜度数<-0.50D，必须同时达到上述条件才筛查为近视。其中非睫状肌麻痹下电脑验光是指在不使用睫状肌麻痹剂滴眼液的情况下做电脑验光检查，这要求家长能看懂电脑验光单。如图 6-1-1 所示，为一个常规的电脑验光单。

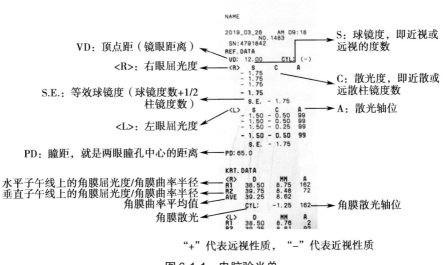

图 6-1-1 电脑验光单

电脑验光单中的常见符号的含义：

VD: Vertex Distance，顶点距（镜眼距离），即眼镜平面到角膜的距离，一般默认值是 12mm。

S: Spherical，球镜度（近视或远视的度数），单位"D"。

C: Cylinder，柱镜度（散光度），表示眼球的总散光量，单位"D"。

SE: spherical equivalent，等效球镜度为球镜度 +1/2 柱镜度，反映最小弥散环的位置，相当于把散光量折半为球镜度的表达方式，单位"D"。

A: Axis，散光轴位（散光的方向），单位"°"。

VA: visual acuity，视力。

PD: Pupillary Distance 瞳距（两眼瞳孔之间的距离 mm）。

R（Right）或 OD：表示右眼。

L（Left）或 OS：表示左眼。

R1：表示水平子午线上的角膜屈光度 / 角膜曲率半径，角膜屈光度的单位用"D"表示，角膜曲率半径的单位用"mm"表示。

R2：表示垂直子午线上的角膜屈光度 / 角膜曲率半径，角膜屈光度的单位用"D"表示，角膜曲率半径的单位用"mm"表示。

AVE: average，表示水平子午线和垂直子午线的角膜屈光度 / 角膜曲率半径平均值。

CYL: Cylinder，表示角膜散光量，即水平子午线和垂直子午线的角膜屈光度之差，单位"D"。角膜散光量反映的是角膜的散光，不一定等于眼球的总散光量。角膜散光也有轴向，用"A"表示。

"+"表示远视性质，"−"表示近视性质。

比如：图 6-1-1 中 <R>"S"下有四行数据显示，前 3 行是电脑验光测量值，最后一行是平均值。这四行数据都是 −1.75，而"C"和"A"下无数据。这表示电脑验光对右眼自动测量了 3 次，球镜值分别是"−1.75""−1.75""−1.75"，柱镜值都是"0"，"0"不显示。最后一行的数据是上述 3 行数据的平均值，也是"−1.75"。所以，右眼电脑验光连续自动测量三次的平均值是 −1.75D，等效球镜度（SE）是：−1.75+0×1/2=−1.75D。

<L>"S"下的数据表示电脑验光对右眼自动测量了 3 次，球镜值分别是"−1.50""−1.50""−1.50"，最后一行是平均值，是"−1.50"。"C"下的数据表示 3 次电脑验光测量的柱镜值分别是"−0.50""−0.50""−0.25"，最后一行是平均值，是"−0.50"。<L>"A"下的数据表示测量 3 次的柱镜轴向分

别是"99""99""99",最后一行是平均值，也是"99"（°）。所以，左眼电脑验光连续自动测量三次的平均值是 −1.50D/−0.50C×99（球镜 −1.50D，柱镜 −0.50D，轴向在 99°），等效球镜度（SE）是：−1.50+（−0.50）×1/2=−1.75D。

按筛查标准，我们重点看的就是这个等效球镜度（SE），如果这个值 <−0.50D（注意这里不是"≤"，不含 −0.50D）就说明达到了近视筛查标准之一。

表 6-1-1 是儿童青少年近视筛查结果记录的样表。

表 6-1-1 儿童青少年近视筛查结果记录表

省（直辖市 / 自治区）：□□ 地市（州）：□□ 片区：□（经济状况 1；2；3）
监测点：□（1 城；2 郊） 学校名称（盖章）：□□

姓名：	学生编号：年级□□ 编码4位：□□□□

性别：1. 男　　2. 女　　　　民族：
出生日期：□□□□年□□月□□日　检查时间：□□□□年□□月□□日
身份证号：□□□□□□□□□□□□□□□□□□

视力检查结果
请选择戴镜类型：□
1. 框架眼镜　2. 隐形眼镜　3. 夜戴角膜塑形镜　4. 不戴镜

眼别	裸眼视力	戴镜视力	电脑验光单
右眼			粘贴处
左眼			

（请以 5 分记录法记录）

自动电脑验光结果

	球镜	柱镜（散光）	轴位（散光方向）
右眼			
左眼			

（球镜、柱镜填写请保留两位小数）

其他需注明的特殊情况：

注：1. 戴镜视力指配戴自己现有的眼镜看到的视力水平。
　　2. "电脑验光"中，"球镜"为近视或远视度数，负值"−"为近视，正值为远视；"柱镜"为散光度数；轴位为散光的方向，有散光度数才会有散光轴位。
　　3. 本次电脑验光为非睫状肌麻痹下验光进行近视筛查，结果不具有诊断意义。

⬛ 第二节　拿到"已近视"的筛查报告怎么办

筛查结束后,筛查机构会根据筛查结果发给筛查为近视的儿童家长一个复查告知书。表 6-1-2 是复查告知书的参考格式。

表 6-1-2　复查告知书参考格式

家长告知书

学校班级家长:您好!

　　经视力和屈光筛查,初步诊断您的孩子需要复诊,建议您带您的孩子尽快到正规的眼科医疗机构进行复查以明确诊断,检查项目建议包括:视力、睫状肌麻痹验光、主觉验光(插片验光)、矫正视力

　　检查流程和注意事项:

　　(1)检查时请带好本告知书、筛查结果记录表及孩子医疗保险卡前往医院;

　　(2)请按接诊医生的指示进行相应检查。

×××疾病预防控制中心

××××年××月

筛查不是确诊,因此当拿到近视筛查报告通知是"阳性"的结果时,家长要了解的是:

1. 到专业的眼科机构检查确认是否"确诊近视"。具体可以通过屈光检查和视功能检查确认眼睛的屈光状态,必要时需要做睫状肌麻痹验光。建立儿童屈光发育档案,包括:睫状肌麻痹验光、角膜曲率、眼轴、眼压、眼位的检查,能对儿童近视做确诊,对是否需要配镜,如何配镜,配什么镜做进一步的准确判断。

2. 视力差不一定就是近视,不同年龄的正常视力下限是不同的,年龄

越小，其正常视力下限越低。可以按"3、4、5、6、7"的口诀记忆，就是按小数视力（不是5分记录法）计算：3岁0.4，4岁0.5，5岁0.6，6岁0.7，如果视力低于相应的年龄标准才算视力低常。这在低龄儿童中要特别注意。所以如果按5.0（小数视力1.0）的筛查标准，在低龄儿童就会出现一些"假阳性"（不是近视而被筛查为近视）的情况。

3. 视力差不一定是近视，但家长要重视。远视、散光、弱视，甚至眼部器质性病变等都会造成视力低常，当发现筛查有问题时要及时进一步检查，及时处理。

参考文献

1. 刘畅，李颖，代丽丽，等．近视的药物治疗及手术治疗研究进展．现代生物医学进展，2015，15（19）：3779-3783.

2. 李玲，国民视觉健康报告，北京：北京大学出版社，2016

3. 梅颖，唐志萍．视光医生门诊笔记．北京：人民卫生出版社，2017.

4. 梅颖，唐志萍．硬性角膜接触镜验配跟我学．第 2 版．北京：人民卫生出版社，2018.

5. 梅颖，唐志萍．眼视光门诊视光师手册．北京：人民卫生出版社，2019.

6. 梅颖，唐志萍．视光医生门诊笔记．第 2 辑．北京：人民卫生出版社，2019.

7. 姜珺．近视管理白皮书（2019）．中华眼视光学与视觉科学杂志，2019，21（3）：161-165. DOI：10.3760/cma.j.issn.1674-845X.2019.03.001.

8. 中华医学会眼科学分会眼视光学组，中国医师协会眼科医师分会眼视光学专业委员会．儿童青少年近视普查工作流程专家共识（2019）．中华眼视光学与视觉科学杂志，2019，21（1）：1-4.

9. 中华医学会眼科学分会眼视光学组．儿童屈光矫正专家共识（2017）．中华眼视光学与视觉科学杂志，2017，19（12）：705-710. DOI：10.3760/cma.j.issn.1674-845X.2017.12.001.. Consensus Guidelines of Refractive Correction for Children. Chin J Opt Ophthalmol Vis Sci，2017，19（12）：705-710. DOI：10.3760/cma.j.issn.1674-845X.2017.12.001.

10. 国家卫生健康委员会．近视防治指南［S/OL］．［2018-06-06］. http://www.nhc.gov.n/yzygj/s7652/201806/41974899de984947b8faef92a15e9172.shtml，2018.

11. 世界卫生组织．为了健康成长，儿童需要少坐多玩．https://www.who.int/zh/news-room/detail/24-04-2019-to-grow-up-healthy-children-need-to-sit-less-and-play-more

12. Shih YF，Chen CH，Chou AC，et al. Effects of different concentrations of atropine on controlling myopia in myopic children. J OculPharmacolTher 1999；15：85-90.

13. Trier K，Olsen EB，Kobayashi T，et al. Biochemical and ultrastructural changes in

rabbit sclera after treatment with 7-methylxanthine, theobromine, acetazolamide, or L-ornithine. Br J Ophthalmol. 1999; 83; 1370-1375.

14. Fulk GW, Cyert LA, Parker DA. Seasonal variation in myopia progression and ocular elongation. Optom Vis Sci, 2002, 79: 46-51.

15. Tan DT, Lam DS, Chua WH, et al; Asian Pirenzepine Study Group. One-year multicenter, doublemasked, placebo-controlled, parallel safety and efficacy study of 2% pirenzepine ophthalmic gel in children with myopia. Ophthalmology, 2005, 112: 84-91.

16. Dirani M, Shekar SN, Baird PN. Evidence of shared genes in refraction and axial length: The genes in myopia (GEM) twin study. Invest Ophthalmol Vis Sci, 2008, 49: 4336-4339.

17. Siatkowski RM, Cotter SA, Crockett RS, et al. Two-year multicenter, randomized, double-masked, placebo-controlled, parallel safety and efficacy study of 2% pirenzepine ophthalmic gel in children with myopia. J AAPOS, 2008, 12: 332-339.

18. Trier K, MunkRibel-Madsen S, Cui D, et al. Systemic 7-methylxanthine in retarding axial eye growth and myopia progression: a 36-month pilot study. J Ocular Biol Dis Informat, 2008, 1: 85-93.

19. Trier K, MunkRibel-Madsen S, Cui D, et al. Systemic 7-methylxanthine in retarding axial eye growth and myopia progression: a 36-month pilot study. J OculBiol Dis Infor, 2008, 1: 85-93.

20. Ward B, Tarutta EP, Mayer MJ. The efficacy and safety of posterior pole buckles in the control of progressive high myopia. Eye, 2009, 23: 2169-2174.

21. Jones-Jordan LA, Sinnott LT, Manny RE, et al. Early childhood refractive error and parental history of myopia as predictors of myopia. Invest Ophthalmol Vis Sci, 2010, 51: 115-121.

22. Cheng D, Schmid KL, Woo GC, et al. Randomized trial of effect of bifocal and prismatic bifocal spectacles on myopic progression: Two-year results. Arch Ophthalmol, 2010, 128: 12-19.

23. Sankaridurg P, Donovan L, Varnas S, et al. Spectacle lenses designed to reduce progression of myopia: 12-month results. Optom Vis Sci, 2010, 87: 631-641.

24. Lu P, Chen J. Retarding progression of myopia with seasonal modification of topical atropine. J Ophthalmic Vis Res, 2010, 5: 75-81.

25. Hiraoka T, Kakita T, Okamoto F, et al.Axial length elongation in childhood myopia: A 5-year follow-up study. Invest Ophthalmol Vis Sci, 2012, 53: 3913-3919.

26. Donovan L, Sankaridurg P, Ho A, et al. Myopia progression in Chinese children is slower in summer than in winter. Optom Vis Sci, 2012, 89: 1196-1202.

27. Ward B. Degenerative myopia: myopic macular schisis and the posterior pole buckle. Retina, 2013, 33: 224-231.

28. Kang P, Fan Y, Oh K, et al. The effect of multifocal soft contact lenses on peripheral refraction. Optom Vis Sci, 2013, 90: 658-666.

29. Cheng D, Woo GC, Drobe B, et al. Effect of bifocal and prismatic bifocal spectacles on myopia progression in children: three-year results of a randomized clinical trial. JAMA Ophthalmol, 2014, 132 (3): 258-264. DOI: 10.1001/jamaophthalmol.2013.7623.

30. Zhu MJ, Feng HY, He XG et al. The control effect of orthokeratology on axial length elongation in Chinese children with myopia. BMC Ophthalmol 2014; 14: 141.

31. Fernandez-Montero A, Olmo-Jimenez JM, Olmo N, et al. The impact of computer use in myopia progression: A cohort study in Spain. Prev Med, 2015, 71: 67-71.

32. Zadnik K, Sinnott LT, Cotter SA, et al. Prediction of juvenileonset myopia. JAMA Ophthalmol, 2015, 133: 683-689.

33. Holden BA, Fricke TR, Wilson DA, et al. Global prevalence of myopia and high myopia and temporal trends from 2000 through 2050. Ophthalmology, 2016, 123 (5): 1036-1042.

34. James S. Wolffsohn, Antonio Calossi, Pauline Cho, et al. Global trends in myopia management attitudes and strategies in clinical practice. Cont Lens Anterior Eye, 2016, 39 (2): 106-116

35. Donovan L, Sankaridurg P, Ho A, et al. Myopia progression rates in urban children wearing single-vision spectacles. Optom Vis Sci, 2012, 89: 27-32.

36. Hiraoka T, Kakita T, Okamoto F, et al. Long-term effect of overnight orthokeratology on axial length elongation in childhood myopia: a 5-year follow-up study.Invest Ophthalmol Vis Sci, 2012, 53 (7): 3913-3919. doi: 10.1167/iovs.11-8453.

37. Qian L, Zhao H, Li X, et al. Pirenzepine Inhibits Myopia in Guinea Pig Model by Regulating the Balance of MMP-2 and TIMP-2 Expression and Increased Tyrosine Hydroxylase Levels.CellBiochemBiophys, 2015, 71 (3): 1373-1378. doi: 10.1007/s12013-014-0359-9.

38. Li SM，Li SY，Kang MT，et al. Near work related parameters and myopia in Chinese children：the Anyang Childhood Eye Study. PLoS One，2015，10：e0134514.

39. Hua W-J，Jin J-X，Wu X-Y，et al. Elevated light levels in schools have a protective effect on myopia. Ophthalmic Physiol Opt，2015，35：252-262.

40. Li SM，Kang MT，Wu SS，et al. Efficacy，safety and Acceptability of orthokeratology on slowing axial elongation in myopic children by meta-analysis. Curr Eye Res，2016，41：600-608.

41. Chia A，Lu QS，Tan D. Five-year clinical trial on atropine for the treatment of myopia 2：Myopia control with atropine 0.01% eyedrops. Ophthalmology，2016，123：391-399.

42. Fu AC，Chen XL，Lv Y，et al. Higher spherical equivalent refractive errors is associated with slower axial elongation wearing orthokeratology. Cont Lens Anterior Eye，2016，39：62-66.

43. Ayaki M，Torii H，Tsubota K，et al. Decreased sleep quality in high myopia children. Sci Rep，2016，6：33902.

44. Jee D，Morgan IG，Kim EC. Inverse relationship between sleep duration and myopia. ActaOphthalmol，2016，94：e204-e210.

45. Wang B，Naidu RK，Qu X. Factors related to axial length elongation and yopia progression in orthokeratology practice. PLoS One，2017，12：e0175913.

46. Cho P，Cheung SW. Discontinuation of orthokeratology on eyeball elongation（DOEE）. Cont Lens Anterior Eye，2017，40：82-87

47. Abbott KS，Queener HM，Ostrin LA. The ipRGC Driven pupil response with light exposure，refractive error，and sleep. Optom Vis Sci，2018，95：323-331.

48. Cooper J，Tkatchenko AV. A Review of Current Concepts of the Etiology and Treatment of Myopia. Eye Contact Lens，2018，44（4）：231-247. doi：10.1097/ICL.0000000000000499.

49. Marcotte-Collard R，Simard P，Michaud L. Analysis of two orthokeratology lens designs and comparison of their optical effects on the cornea. Eye Contact Lens，2018，44：322-329.

50. Pan C-W，Wu R-K，Liu H，et al. Types of lamp for homework and myopia among Chinese school-aged children. Ophthal Epidemiol，2018，25：250-256.

51. Yam JC，Jiang Y，Tang SM，et al. Low-Concentration Atropine for Myopia Progression（LAMP）Study：A Randomized，Double-Blinded，Placebo-Controlled Trial of 0.05%，

0.025%, and 0.01% Atropine Eye Drops in Myopia Control. Ophthalmology, 2019, 126 (1): 113-124.

52. Wolffsohn JS, Flitcroft DI, Gifford KL, et al.IMI-Myopia Control Reports Overview and Introduction.Invest Ophthalmol Vis Sci, 2019, 60 (3): M1-M19. doi: 10.1167/iovs.18-25980.

53. Gifford KL, Richdale K, Kang P, etal.IMI-Clinical Management Guidelines Report. InvestOphthalmol Vis Sci, 2019, 60 (3): M184-M203. doi: 10.1167/iovs.18-25977.

54. Wolffsohn JS, Kollbaum PS, BerntsenDA, et al. IMI-Clinical Myopia Control Trials and Instrumentation Report.InvestOphthalmol Vis Sci, 2019, 60 (3): M132-M160. doi: 10.1167/iovs.18-25955.

55. Wildsoet CF, Chia A, Cho P, et al.IMI-Interventions Myopia Institute: Interventions for Controlling Myopia Onset and Progression Report.InvestOphthalmol Vis Sci, 2019, 60 (3): M106-M131. doi: 10.1167/iovs.18-25958.

56. Flitcroft DI, He M, Jonas JB, et al.IMI-Defining and Classifying Myopia: A Proposed Set of Standards for Clinical and Epidemiologic Studies. Invest Ophthalmol Vis Sci, 2019, 60 (3): M20-M30. doi: 10.1167/iovs.18-25957.

57. Lam CSY, Tang WC, Tse DY, et al. Defocus Incorporated Multiple Segments (DIMS) spectacle lenses slow myopia progression: a 2-year randomised clinical trial.Br J Ophthalmol, 2019 May 29. pii: bjophthalmol-2018-313739. doi: 10.1136/bjophthalmol-2018-313739.

58. Hu H, Zhao G, Wu R, et al. Axial length/corneal radius of curvature ratio assessment of posterior sclera reinforcement for pathologic myopia. Ophthalmologica. 2018; 239: 128-132.

59. Zhang M, Zou Y, Zhang F, et al. Efficacy of bluelight cross-linking on human scleral reinforcement. Optom Vis Sci. 2015; 92: 873-878.

60. Garcia MB, Jha AK, Healy KE, et al. A bioengineering approach to myopia control tested in a guinea pig model. Invest Ophthalmol Vis Sci. 2017; 58: 1875-1886.

61. Ward B, Tarutta EP, Mayer MJ. The efficacy and safety of posterior pole buckles in the control of progressive high myopia. Eye. 2009; 23: 2169-2174.

62. Ward B. Degenerative myopia: myopic macular schisis and the posterior pole buckle. Retina. 2013; 33: 224-231.

63. Xue A, Bao F, Zheng L, et al. Posterior Scleral Reinforcement on Progressive High

Myopic Young Patients. Optometry and Vision Science，2014，91（4）：412-418.

64. 包芳军，黄丽芳，薛安全. 后巩膜加固术的历史与现状，中华眼视光学与视觉科学杂志，2016，Vol. 18 Issue（5）：310-313

65. 薛安全，瞿佳. 充分认识后巩膜加固术的临床价值，中华眼视光学与视觉科学杂志2016，Vol. 18 Issue（5）：257-258.